中医历代名家学术研究丛书

主编 潘桂娟

Academic Research Series of Famous
Doctors of Traditional Chinese
Medicine through the Ages

"十三五"国家重点图书出版规划项目

李倩 编著

陈伯坛

U0334756

中国中医药出版社

· 北 京 ·

图书在版编目（CIP）数据

中医历代名家学术研究丛书.陈伯坛 / 潘桂娟主编；李倩编著.
—北京：中国中医药出版社，2017.9
ISBN 978-7-5132-1765-1

Ⅰ.①中…　Ⅱ.①潘…②李…　Ⅲ.①伤寒（中医）–临床医学–经验–中国–现代　Ⅳ.①R249.1②R254.1

中国版本图书馆CIP数据核字（2013）第291308号

中国中医药出版社出版

北京市朝阳区北三环东路28号易亨大厦16层
邮政编码　100013
传真　010 64405750
河北新华第二印刷有限责任公司印刷
各地新华书店经销

开本 880×1230　1/32　印张 5.75　字数 154 千字
2017 年 9 月第 1 版　2017 年 9 月第 1 次印刷
书号　ISBN 978 – 7 – 5132 – 1765 – 1

定价　42.00 元
网址　www.cptcm.com

社 长 热 线　010–64405720
购 书 热 线　010–89535836
侵 权 打 假　010–64405753

微信服务号　zgzyycbs
微商城网址　https://kdt.im/LIdUGr
官 方 微 博　http://e.weibo.com/cptcm
天猫旗舰店网址　https://zgzyycbs.tmall.com

如有印装质量问题请与本社出版部联系（010 64405510）

项目来源及国家重点图书出版计划

2005 年度国家"973"计划课题"中医理论体系框架结构与内涵研究"（编号：2005CB532503）

2009 年度科技部基础性工作专项重点项目"中医药古籍与方志的文献整理"（编号：2009FY120300）子课题"古代医家学术思想与诊疗经验研究"

2013 年度国家"973"计划项目"中医理论体系框架结构研究"（编号：2013CB532000）

国家中医药管理局重点研究室"中医理论体系结构与内涵研究室"建设规划

"十三五"国家重点图书、音像、电子出版物出版规划（医药卫生）

前言

中医理论肇始于《黄帝内经》《难经》，本草学探源于《神农本草经》，辨证论治及方剂学发轫于《伤寒杂病论》。在此基础上，历代医家结合自身的思考与实践，提出独具特色的真知灼见，不断革故鼎新，充实完善，使得中医药学具有系统的知识体系结构、丰富的原创理论内涵、显著的临床诊治疗效、深邃的中国哲学背景和特有的话语表达方式。历代医家本身就是"活"的学术载体，他们刻意研精，探微索隐，华叶递荣，日新其用。因此，中医药学发展的历史进程，始终呈现出一派继承不泥古、发扬不离宗的繁荣景象。

中国中医科学院中医基础理论研究所，自 2008 年起相继依托 2005 年度国家"973"计划课题"中医学理论体系框架结构与内涵研究"、2009 年度科技部基础性工作专项重点项目"中医药古籍与方志的文献整理"子课题"古代医家学术思想与诊疗经验研究"、2013 年度国家"973"计划项目"中医理论体系框架结构研究"，以及国家中医药管理局重点研究室"中医理论体系结构与内涵研究室"建设规划，联合北京中医药大学等 16 所高等院校及科研和医疗机构的专家、学者，选取历代具有代表性或学术特色突出的医家，系统地阐释与解析其代表性学术思想和诊疗经验，旨在发掘与传承、丰富与完善中医理论体系，为提升中医师理论水平和临床实践能力和水平提供参考和借鉴。本套丛书即是此系列研究阶段性成果总结而成。

综观历史，凡能称之为"大医"者，大都博览群书，学问淹博赅洽，集百家之言，成一家之长。因此，我们以每位医家独立成书，尽可能尊重原著，进行总结、提炼和阐发。此外，本丛书的另一个特点是，将医家特色学术观点与临床实践相印证，尽可能选择一些典型医案，用以说明理论的实践价值，便于临床施用。本丛书现已列入《"十三五"国家重点图书、音像、电子出版物出版规划》中的"医药卫生"重点图书出版计划，并将于"十三五"期间完成此项出版计划，拟收载历代102名中医名家，总字数约1600万。

丛书各分册作者，有中医基础学科和临床学科的资深专家、国家及行业重点学科带头人，也有中青年教师、科研人员和临床医师中的学术骨干，分别来自全国高等中医院校、科研机构和临床单位。从学科分布来看，涉及中医基础理论、中医各家学说、中医医史文献、中医经典及中医临床基础、中医临床各学科。全体作者以对中医药事业的拳拳之心，共同努力和无私奉献，历经数年成就了这份艰巨的工作，以实际行动切实履行了传承、运用、发展中医药学术的重大使命。

在完成上述科研项目及丛书撰写、统稿与审订的过程中，研究团队暨编委会和审订委员会全体成员，精益求精之心始终如一。在上述科研项目负责人、丛书总主编、中国中医科学院中医基础理论研究所潘桂娟研究员主持下，由常务副主编张宇鹏副研究员、陈曦副研究员及各分题负责人——翟双庆教授、刘桂荣教授、郑洪新教授、邢玉瑞教授、钱会南教授、马淑然教授、文颖娟教授、陆翔教授、杨卫彬研究员、崔为教授、柳亚平副教授、江泳副教授、王静波博士等，以及医史文献专家张效霞副教授，分别承担或参与了团队的组织和协调，课题任务书和丛书编写体例的起草、修订和具体组织实施，各单位课题研究任务的落实和分册文稿编写和审订等工作。编委会还多次组织工作会议和继续教育项目培训，组织审订委员会专家复审和修订；最终由总主编逐册复审、修订、统稿并组织作者再次修订各分册文稿。自2015年6月开始，编委会将丛书各分册文稿陆续提交中国中医药出版社，拟于2019年12月之前按计划完成本套丛书的出版。

2016年3月，国家中医药管理局颁布了《关于加强中医理论传承创新的若干意见》，指出"加强对传承脉络清晰、理论特色鲜明的古代医家的学术思想研究，深入研究中医对生命、健康与疾病认知理论，系统总结中医养生保健、防病治病理论精华，提升中医理论指导临床实践和产品研发的能力，切实传承中医生命观、健康观、疾病观和预防治疗观"。上述项目研究及丛书的编写，是研究团队对国家层面"加强中医理论传承与创新"号召的积极响应，体现了当代中医学人敢于担当的勇气和矢志不渝的追求！通过此项全国协作的系统工程，凝聚了中医医史、文献、理论、临床研究的专门人才，培育了一支专业化的学术队伍。

在此衷心感谢中国中医科学院及其所属中医基础理论

研究所、中医药信息研究所、研究生院，以及北京中医药大学、陕西中医药大学、山东中医药大学、云南中医学院、安徽中医药大学、辽宁中医药大学、浙江中医药大学、成都中医药大学、湖南中医药大学、长春中医药大学、黑龙江中医药大学、南京中医药大学、河北中医学院、贵阳中医药大学、中日友好医院等16家科研、教学、医疗单位，对此项工作的大力支持！衷心感谢中国中医药出版社有关领导及华中健编审、伊丽紫博士及全体编校人员对丛书编写及出版的大力支持！

本丛书即将付梓之际，百余名作者感慨万千！希望广大读者透过本丛书，能够概要纵览中医药学术发展之历史脉络，撷取中医理论之精华，传承千载临床之经验，为中医药学术的振兴和人类卫生保健事业做出应有的贡献！

由于种种原因，书中难免有疏漏之处，敬请读者不吝批评指正，以促进本丛书不断修订和完善，共同推进中医药学术的继承与发扬！

《中医历代名家学术研究丛书》编委会

2016 年 9 月

凡例

一、本套丛书选取的医家，均为历代具有代表性或特色学术思想与临床经验的名家，包括汉代至晋唐医家 6 名、宋金元医家 18 名、明代医家 25 名、清代医家 46 名、民国医家 7 名，总计 102 名。每位医家独立成册，旨在对医家学术思想与诊疗经验等内容进行较为详尽的总结阐发，并进行精要论述。

二、丛书的编写，本着历史、文献、理论研究有机结合的原则，全面解读、系统梳理和深入研究医家原著，适当参考古今有关该医家的各类文献资料，对医家学术思想和诊疗经验，加以发掘、梳理、提炼、升华、概括，将其中具有理论意义、实践价值的独特内容阐发出来。

三、丛书在总体框架上，要求结构合理、层次清晰；在内容阐述上，要求概念正确、表述规范，持论公允、论证充分，观点明确、言之有据；在分册体量上，鉴于每个医家的具体情况不同，总体要求控制在 10 万～20 万字。

四、丛书每一分册的正文结构，分为"生平概述""著作简介""学术思想""临证经验"与"后世影响"五个独立的内容范畴。各分册将拟论述的内容按照逻辑与次序，分门别类地纳入以上五个内容范畴之中。

五、"生平概述"部分，主要包括医家姓名字号、生卒年代、籍贯等基本信息，时代背景、从医经历以及相关问题的考辨等。

六、"著作简介"部分，逐一介绍医家的著作名称（包括现存、已经亡佚又经后人辑复的著作）、卷数、成书年代、主要内容、学术价值等。

七、"学术思想"部分，分为"学术渊源"与"学术特色"两部分进行论述。前者重在阐述医家之家传、师承、私淑（中医经典或前代医家思想对其影响）关系，重点发掘医家学术思想的历史传承与学术渊源；后者主要从独特的学术见解、学术成就、学术特点等方面，总结医家的主要学术思想特色。

八、"临证经验"部分，重点考察和论述医家学术著作中的医案、医论、医话，并有选择地收集历代杂文笔记、地方志等材料，从中提炼整理医家临床诊疗的思路与特色，发掘、总结其独到的诊治方法。此外，还根据医家不同情况，以适当方式选录部分反映医家学术思想与临证特色的医案。

九、"后世影响"部分，主要包括"学术影响与历代评价""学派传承（学术传承）""后世发挥"和"国外流传"等内容。其中，对医家的总体评价，重视和体现学术界共识和主流观点，在此基础上，有理有据地阐明新见解。

十、附以"参考文献"，标示引用著作名称及版本。同时，分册编写过程中涉及的期刊与学位论文，以及未经引用但能体现一定研究水准的期刊与学位论文也一并列出，以充分体现对该医家研究的整体状况。

十一、附以丛书全部医家名录，依照年代时间先后排列，以便查检。

十二、丛书正文标点符号使用，依据《中华人民共和国国家标准标点符号用法》（GB/T 15834–2011）。医家原书中出现的俗字、异体字等一律改为简化正体字，个别不能对应简化字的繁体字酌予保留。

《中医历代名家学术研究丛书》编委会

2016 年 9 月

陈伯坛，原名文炜，字英畦；生于清同治二年（1863），卒于民国二十七年（1938），广东省新会县（今广东省江门市）人；清末民初著名医家，广东近代"四大名医"之一，被誉为近代岭南著名的伤寒学派鼻祖；著有《读过伤寒论》《读过金匮卷十九》《麻痘蠡言》等。陈伯坛在学术上倡导读原著，以经解经；重视基本概念的理解，他在《读过伤寒论·门径》中首先阐释了《伤寒论》中的重要名词；强调正确的研读方法，提倡《金匮要略》当与《伤寒论》合读。本书内容包括陈伯坛的生平概况、著作简介、学术思想、临证经验、后世影响等。

内容提要

陈伯坛，原名文炜，字英畦；生于清同治二年（1863），卒于民国二十七年（1938），广东省新会县（今广东省江门市）人；清末民初著名医家，广东近代"四大名医"之一，被誉为近代岭南著名的伤寒学派鼻祖；著有《读过伤寒论》《读过金匮卷十九》《麻痘蠡言》等。

陈伯坛治学精勤，博览历代医书，并在业医之余撰文著述。其最大的学术遗产，是将一生的教学讲义整理并删增，著有《读过伤寒论》《读过金匮卷十九》《麻痘蠡言》三部著作，共计 80 余万字。其中，《读过伤寒论》是现存民国时期岭南医籍中篇幅最大的少数几部医籍之一，对中医伤寒理论的发展颇有影响。《读过伤寒论》《读过金匮卷十九》两书，对张仲景《伤寒论》《金匮要略》原文的各条、各证均逐一加以阐述，有自己的见解，对各种证候中诸多症状的病因、病机均进行了细致分析，对方剂的药物组成及功效、主治亦均有解说，间或对前代有些《伤寒论》《金匮要略》注家的解释提出不同的看法。《麻痘蠡言》记述了麻、痘之病证、治法，并载方药十余首。

近代研究陈伯坛及其著作的论文并不多，笔者以"陈伯坛""读过伤寒论""读过金匮""麻痘蠡言"为关键词，经系统检索中国生物医学文献服务系统（SinoMed）、中国知网（CNKI）中文期刊全文数据库及博硕士论文数据库，共检索到研究陈伯坛生平及学术思想的期刊论文 16 篇，硕、博论文 4 篇。这些文献所研究的内容主要涉及：①陈伯坛生平及著作考；②《读过伤寒论》《读过金匮卷十九》

版本源流；③陈伯坛主要学术思想；④陈伯坛及弟子临床诊疗经验。

当代岭南医学研究进展比较迅速，从 20 世纪四五十年代对岭南地方性疾病防治及流行病学分析，到 80 年代开始的岭南医家医著研究，进而扩展到岭南温病的实验研究等，呈现出多学科研究并进的局面。但无论从深度还是广度而言，均以对岭南温病研究为胜，而岭南伤寒学研究仍是当今岭南医学研究中的一个薄弱环节，尤其是对岭南伤寒学派名家医著的整理研究更显不足。

本次整理依据的陈伯坛著作版本为：天津科学技术出版社 2009 年出版的《陈伯坛医书合集》。同时，参考后世学者的相关研究资料，对陈伯坛的学术思想、临床诊疗经验进行了较全面的疏理和总结，以期其学术思想和诊疗经验能有效地发挥临床指导作用。

在此衷心感谢参考文献的作者，以及支持本项研究的各位同仁！

四川省卫生计生政策和医学情报研究所　李倩
2015 年 6 月

目录

陈伯坛

生平概述

陈伯坛,原名文炜,字英畦;生于清同治二年(1863),卒于民国二十七年(1938),广东省新会县外海乡(今广东省江门市郊外海镇)人;清末民初著名医家,与赵鹤琴、黎庇留、陈月樵并称为广东近代四大名医,被誉为近代岭南伤寒学派鼻祖;著有《读过伤寒论》《读过金匮卷十九》《麻痘蠡言》等。

一、时代背景

"岭南"之称始见于晋,包括今天的广东大部分、广西东部、海南北部等地。岭南医学,是中医学的重要组成部分之一。岭南的地理气候特点及民俗文化具有鲜明的特点。在此背景下,岭南中医学在具备了祖国传统医学基本特性的基础上,更具有鲜明的地域性特色。岭南自古地处边陲,远离我国政治经济文化的中心地带,中医学术发展亦相对迟缓。从晋代开始起步,缓慢发展,直至明清以后,岭南医学才随着岭南地区的逐步开发和发展而益渐兴旺,清代和民国时期为新中国成立以前岭南医学发展的鼎盛时期,此时期岭南伤寒也呈现出兴盛之势。这一时期岭南伤寒的突出特点为活用张仲景经方,重在解决当地临床实际问题,彰显经方实效。近代广东"伤寒四大家"为其中的杰出代表,他们是陈伯坛、黎庇留、易巨荪、谭星缘。另外,陈、黎两位又与赵鹤琴、陈月樵并称民国广东近代四大名医。

二、生平纪略

　　陈伯坛为家中长子，还有两个妹妹，一个弟弟。陈伯坛自幼聪颖过人，刻苦好学，父亲对他寄予很高期望，尽管家境困窘，也倾力供他读书，希冀他能考取功名，光宗耀祖。陈伯坛不负家人所望，21岁即中秀才；清光绪二十年（1894），31岁的陈伯坛在广东乡试中考取第七名举人，被两广提督汪鸣銮特选拔为第七名亚元。但陈伯坛并不醉心于仕途，而是专心致力于医学，早在年少时便随乡里先辈贡生陈维泰学六经，习阴阳五行、四诊八纲，熟读经史义理，精通《周易》。陈伯坛秉承"不为良相，则为良医"之信念，把全部精力都放在钻研医学上，日夜苦读，遍览历代医籍，尤致力于张仲景学术。陈伯坛曾感言："余读仲景书几乎揽卷死活过去。"功夫不负有心人，陈伯坛以独厚的天资、顽强的毅力，将《内经》《难经》《伤寒论》《金匮要略》等典籍融会贯通，深得其中精髓，并自成一家，而渐登堂入室；历经数十年的学术探索与临床实践，他终于成为一代名医。正如其弟子邓羲琴所言："天不复派之入仕途者，非厄也，不忍以案牍之劳纷驰其阅历，特留此老以一枝好笔解伤寒。"

陈伯坛年谱：

　　清同治二年（1863），陈伯坛出生于广东新会外海乡大康市（今广东省江门市江海区外海镇大康路）的一条小巷中，系元代朝列大夫惠州路总管陈莘隐公21世传裔孙。祖上乃宋代福建兴化郡莆田县玉湖乡显赫一时的家族，有"一门二丞相八太师"的称誉。陈莘隐乃番禺陈氏的始祖。

　　陈伯坛少年时期曾随其叔祖贡生陈维泰游学，深得阴阳玄理、六经奥旨。陈伯坛习医后倡导的"精、警、整、醒"及"不与注家为伍"等治学原则，与陈维泰"勿为注家先入为主"之诫，有着极深的渊源。

光绪十年（1884），21岁的陈伯坛考中秀才。

光绪十一年（1885），22年的陈伯坛在广州书坊街开馆行医。不少疑难重症经他施治多转危为安，因此医名远播，门庭若市，成为广州的一代名医。

光绪二十年（1894），考取广东甲午科第七名举人。后因祖父去世，有服在身，故没有赴京闹会考。不久，科举制度废除。光绪二十五年（1899），在广州书坊街正式设馆，挂牌行医，基于"富者多取而不伤，贫者减免而受惠"的宗旨，门诊只收诊金两毫钱。因医术精通，每日求诊者逾百。

光绪三十一年至宣统元年（1905—1909），陈伯坛受两广总督岑春煊礼聘，出任广东陆军军医学堂中医总教习。

宣统元年（1909），陈伯坛在广州开办"中医夜学馆"，学员达四五十人，求学者又多为执业医生。陈伯坛坚持日间应诊，晚上对学员授课或切磋技艺，为同道所推崇。有时，陈伯坛还到广东中医药专门学校等处授课。

1924年，因时局动荡和医馆拆迁，陈伯坛举家迁往香港，继续行医，并独资创办了"伯坛中医专科学校"。

1930年，陈伯坛著作《读过伤寒论》出版。

1933年，陈伯坛著作《麻痘蠡言》出版。

1938年5月25日子时，陈伯坛在香港病逝，享年76岁。

1940年，陈伯坛所著《读过金匮卷十九》出版。《读过金匮卷十九》为陈伯坛晚年在香港编撰，脱稿后不久即逝世。1940年5月，陈伯坛中医药专门学校同学会为纪念恩师将该书整理出版。

　　1948 年，陈伯坛棺木安葬于广州白云山。受战争影响，陈伯坛的棺木一直存放在香港的东华义庄。直至 1948 年，其后人才将棺木护送回广州，将其安葬在生前建好的墓地——广州白云山的鸡岭峰上。该墓地作为广州市文物被保留下来，由他的外孙袁举雄（陈坤华之子）管理。

三、从医经历

　　清光绪十一年（1885），年仅 22 岁的陈伯坛即以医术问世，在广州书坊街（其住所的楼下）设馆，开始了悬壶济世的行医生涯。陈伯坛运用张仲景的理论和经验，救活了不少疑难重症患者，声名渐起。光绪二十五年（1899），因诊所所在位置街巷狭小，难以发展，陈伯坛又在广州广府学院前正式设馆，挂牌行医。其以"富者多取而不伤，贫者减免而受惠"为宗旨，门诊只收诊金两毫钱，常对穷苦患者免收诊费甚至赠药，因医术精湛，每日求诊者逾百。

　　陈伯坛精通张仲景学术，擅用经方，临证敢于突破常规而大剂量用药。其用药剂量多至一剂有三四斤（1500 ～ 2000g），故有"陈大剂"之称。时两广总督谭钟麟患失眠症屡医不愈，陈伯坛以大剂量桂枝汤使其病愈，一时名声大噪。仅五六年，便享有盛名，誉满羊城，不少港澳患者也慕名上门求医，还有不少医者对他执弟子礼。光绪三十一年（1905），两广总督岑春煊的母亲和儿子病重，均得陈伯坛施医治愈。同年，岑春煊创办两广陆军军医学堂（后称广东陆军军医学堂），礼聘陈伯坛出任中医总教习、中医主任。时局变化，军医学堂停办后，陈伯坛的弟子鞠日华、程祖培等于广州芳草街发起创办"广州中医夜学馆"，陈伯坛兼任该馆主任，学员 45 人，多为执业中医师。陈伯坛坚持日间应诊，晚间对学员授课，有时还到广东省早期的中医学校——广东中医药专门学校授课。

1924 年，正值孙中山第三次在广州建立革命政权，军阀混战，时局动荡，是广州历史上社会治安最为混乱的时期。迫于局势，陈伯坛携家眷赴香港定居。由于其声名早已远播港澳，到港第二天，新闻界即以头版报道。到港后，陈伯坛在中环文咸东街租铺设"陈伯坛寓"，挂牌行医。年事已高的陈伯坛，此时诊金已不菲，门诊港币 1 元，出诊增加 10 倍，但依然门庭若市，求医者众多。在此期间，香港一度痘疹流行，西医认为痘疹是疮科一类，要从外治，一见灌浆，即加洗刷，由此十不一生。而经陈伯坛用中药内服（尤喜用膨鱼鳃）救治者，多所存活，由此名噪香江。移居香港后，陈伯坛还独资创办了"伯坛中医专科学校"，扶持后进，从游之弟子甚众。陈伯坛对前来请执弟子礼者从不拒诸门外，始终本着"得天下之英才而教育之"的理念，可谓桃李满天下。三四十年间，培育中医人才千百计，其弟子遍及粤、港、澳等地。其中，成为医界名流者，有在港业医的陈甘棠、陈遂初、陈仿周、陈柳一、陈鉴人、陈子石、陈习之、陈瑞甫、陈昆华（女儿）、陈万驹（儿子）等；在广州业医的，有程祖培（广东省名老中医）、钟耀奎（广州中医药大学教授）、鞠日华（广州医学卫生社发起人）、区砺（广东中医专伤寒科教师）等；在江门业医的，有赵景明、陈仲明等。

陈伯坛治学精勤，博览历代医书，在业医之余，撰文著述，其最大的遗产是将一生的教学讲义整理删增，著有《读过伤寒论》《读过金匮卷十九》《麻痘蠡言》三部著作，共计 80 余万字。其中，《读过伤寒论》是现存民国时期岭南医籍中篇幅最大的少数几部医籍之一，对中医伤寒理论的发展颇有影响。陈伯坛深得张仲景《伤寒论》要旨，对历代医书多有阅览，而反本穷源，旁及各家，且不固守旧说，着意创新，以"精、警、整、醒"四字为运行医术的方法（即：精通三阴三阳、五运六气；警觉那些有误的，对医书不生搬硬套；整理有层次，或从表而入里，或由里而发外；醒神清脑，随机应变）。对医理坚持"四不"（不剥削、不阿附、不随便敷衍、不拾人唾余），对前人注释张仲景《伤寒论》和《金匮要略》之说，绝不盲从附和，而是悉心探索、创新医理。陈伯坛行医、教学五十余年，被誉为近代岭南伤寒学派的鼻祖，有广东"四大名医"和广东"四大怪医"之称。

陈伯坛

著作简介

陈伯坛一生，穷研医圣张仲景的医学理论，临证之余苦心著述。经过多年呕心沥血，反复修改，终于完成了《读过伤寒论》《读过金匮卷十九》《麻痘蠡言》三部 80 余万字的著作。其著作以阐发张仲景学说为主旨，特别是《读过伤寒论》和《读过金匮卷十九》，是近代阐述和弘扬张仲景学说的重要著述，在全国中医学术界，特别是张仲景学术研究领域，具有重要的学术地位。

一、《读过伤寒论》

《读过伤寒论》，共计 18 卷，1930 年出版。全书内容顺序为：卷之首冠张仲景原序，其后分列邓曦琴叙言、林清珊序、凡例、目录、门径、图形、读法；卷一至卷六为太阳篇豁解；卷七至卷九为阳明篇豁解；卷十为少阳篇豁解；卷十一为太阴篇豁解；卷十二、卷十三为少阴篇豁解；卷十四、卷十五为厥阴篇豁解；卷十六为霍乱篇豁解；卷十七为阴阳易差后劳复篇；卷十八为痉湿暍篇豁解。其中三阴三阳篇的原文排列顺序，基本上同于赵开美摹刻的宋本《伤寒论》。相较宋本，《读过伤寒论》在卷首新增了凡例、门径、图形、读法，在《伤寒论》每条原文下均增加了陈伯坛注解，对所有的汤方也都详加分析。书中以阴阳气化立论，阐发标本中气之说，颇异于喻嘉言、黄元御、陈修园等《伤寒论》注家，可谓自成一家之言。

二、《读过金匮卷十九》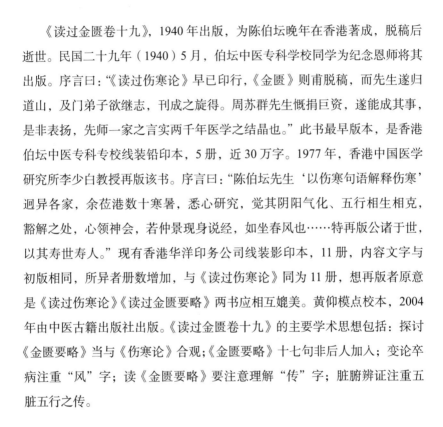

《读过金匮卷十九》，1940年出版，为陈伯坛晚年在香港著成，脱稿后逝世。民国二十九年（1940）5月，伯坛中医专科学校同学为纪念恩师将其出版。序言曰："《读过伤寒论》早已印行，《金匮》则甫脱稿，而先生遂归道山，及门弟子欲继志，刊成之旋得。周苏群先生慨捐巨资，遂能成其事，是非表扬，先师一家之言实两千年医学之结晶也。"此书最早版本，是香港伯坛中医专科专校线装铅印本，5册，近30万字。1977年，香港中国医学研究所李少白教授再版该书。序言曰："陈伯坛先生'以伤寒句语解释伤寒'迥异各家，余莅港数十寒暑，悉心研究，觉其阴阳气化、五行相生相克，豁解之处，心领神会，若仲景现身说经，如坐春风也……特再版公诸于世，以其寿世寿人。"现有香港华洋印务公司线装影印本，11册，内容文字与初版相同，所异者册数增加，与《读过伤寒论》同为11册，想再版者原意是《读过伤寒论》《读过金匮要略》两书应相互媲美。黄仰模点校本，2004年由中医古籍出版社出版。《读过金匮卷十九》的主要学术思想包括：探讨《金匮要略》当与《伤寒论》合观；《金匮要略》十七句非后人加入；变论卒病注重"风"字；读《金匮要略》要注意理解"传"字；脏腑辨证注重五脏五行之传。

三、《麻痘蠡言》

《麻痘蠡言》，不分卷，现存民国十九年（1930）刊本，1册。主要论述麻痘病因病机、症状表现、凶吉顺逆、治则方药、麻痘区别等内容。陈伯坛认为，麻痘本先天胎毒，藏之于肾，其发病乃少阳为引，毒从上二焦出，与营卫相争而致。所述理论上宗《内经》与《伤寒论》，对前人翁仲仁、聂尚恒等诸医家的观点，多持否定看法。该书体现了陈伯坛的临床经验，书中不单言麻痘诊治，而且还包括其他杂病的临床诊治经验。

陈伯坛医案、医话大多已散佚，仅有部分内容经广东省中医药研究所编撰，保留在《广州近代老中医医案医话选编》中。

陈伯坛

学术思想

一、学术渊源

陈伯坛学术思想的主要内容，是在对张仲景《伤寒论》精勤研究的基础上产生的。陈伯坛曾说："余读仲景书几乎揽卷死活过去。"陈伯坛主张，研读《伤寒论》当懂得它与《内经》《难经》等典籍的源流关系，溯本求源，才能领悟张仲景真意。他强调说："《内》《难》《伤寒杂病论》可以一揆贯之……凡读伤寒而不能作阴阳大论读者，究未曾读叔和所读之书。"（《读过伤寒论·凡例》）其主要著作《读过伤寒论》和《读过金匮卷十九》，在体例上最显著的特点，便是"以经解经"，即以《内经》《难经》《神农本草经》《脉经》等典籍的理论，再参以自己心得，阐述《伤寒论》《金匮要略》有关条文。

总之，陈伯坛的医学成就源于《内经》《难经》《神农本草经》《脉经》《伤寒论》《金匮要略》等典籍，在此基础上，融合自己的医疗实践经验，加以总结、提高，创立了自己独特的学术思想体系。

二、学术特色

（一）设专篇阐述重要概念及理论

《伤寒杂病论》作为中医第一部系统论述外感热病及杂病辨证论治的巨著，奠定了中医临床理法方药的基础，乃业医者必读之书。但因其学博大精深，内涵丰富，言简意赅，故绝非浅尝辄止者所能知。若学无门径，实难登堂入室。《读过伤寒论》原本是用于教学的讲义，在教学中，首先必须让学生掌握的就是书中的基本概念和研读方法。因此，陈伯坛在卷之首，专设"门径"一章，用以贯串《伤寒论》的重要理论和证治概念，立意深远，颇具创意。其内容包括寒、病、化、气、经、脉、营卫津液阴阳、阴阳、三阴三阳、经脉、表里、寒热、虚实、渴、小便、大便、烦躁、痛满、厥逆等 19 个名词概念。

寒

"何谓伤寒，恶寒便是伤寒之觉。恶寒何又恶风？太阳之阳恶风，太阳之阴恶寒。何以又风又寒，风为百病之始，寒有寒之风，风者寒之阳，寒者寒之阴。阳主开，太阳之开病为外，外证属中风。阴主闭，太阳之闭病为表，表证属伤寒。何以又寒又热，热病皆伤寒之类。寒有寒之热，发热又觇太阳之势力。中风固发热，伤寒亦发热。犹夫中风有恶寒，伤寒有恶风，故虽发热恶寒发于阳，不过中风外证所自始，不足以尽中风。无热恶寒发于阴，不过伤寒表证所自始，不足以尽伤寒"。(《读过伤寒论·门径》)

陈伯坛在此段论述中，从阴阳寒热的角度，解释了产生恶寒、恶风、又风又寒、又寒又热、无热恶寒的原因。

病

"伤寒是否传经病，经传则传，经不传则不传。阳明又无所复传，经不传三字有明文，经传二字无根据。不传安有六经病，病机有转属不转属，病情有受邪不受邪。是否寒伤太阳则受寒，风中太阳则受风，太阳伤寒、太阳中风有明文，寒伤太阳、风中太阳无根据。盖寒之风，不同《金匮》中人之风。犹夫暍之热，不同伤寒所发之热。不独中风以太阳为主动，中热亦太阳主动。不独中风自得伤寒，中热亦自得伤寒。故特书太阳中风开伤寒病之先，特书太阳中热尾伤寒病之后"。(《读过伤寒论·门径》)

此文中驳斥了之前医家认为"寒伤太阳则受寒，风中太阳则受风"的谬论，认为太阳中风与《金匮要略》所言杂病之风不同，中风、中热皆能致伤寒。

化

"化出太阳是何气，寒热二气合为一。气之标即太阳。气之标又化为二，寒从热化，化为太阳之标阳。热从寒化，化为太阳之本阴。病发于太阳之阳化，隐隐欲动者太阳之热，中风外证因而热。病发于太阳之阴化，隐隐欲动者太阳之寒，伤寒表证因而寒。特阴阳互为其消长，苟阳化太过，则阴化不前，表证又转为外，寒亦饿而热。阴化太过，则阳化不前，外证又转为表，热亦饿而寒"。(《读过伤寒论·门径》)

此文所言"化"就是变化、生化的意思。陈伯坛认为，化有阳化、阴化两类。病发于太阳之阳化，则属寒从热化，在外表现为发热症状；病发于太阳之阴化，则属热从寒化，在外表现为恶寒症状。阴阳双方在彼此消长的动态过程中保持相对的平衡，人体才能保持正常的运动规律。阳化太过或阴化太过，都是属于阴阳异常的变化，人体就会表现或发热或恶寒的表象。

气

"风、寒、湿、热、燥、火为六气，在天为岁时之气，在人为脏腑之气。六脏六腑各有其六气之一，是六气分为二。三阴三阳各得其六气之二，又六气分为三。六腑之气阳，三阳所从出。六脏之气阴，三阴所从出。举太阳以为例，寒气热气，即太阳内蕴之正气。阳化阴化，即正气外卫之太阳。太阳之势力强，则正气不出与邪气争。太阳之势力弱，则邪气因入与正气争。盖气者化之本，化为气之标。化宜盛不宜衰，气贵藏不贵露"。(《读过伤寒论·门径》)

此文所言寒、热二气，为太阳内蕴之正气。《素问·刺法论》云："正气存内，邪不可干。"《素问·评热病论》云："邪之所凑，其气必虚。"陈伯坛举太阳为例，言"太阳之势力强，则正气不出与邪气争。太阳之势力弱，则邪气因入与正气争"也正是此意。

经

"太阳病是否太阳经病，太阳有太阳之病，其经有其经之行。其行不息，乌乎病？即到经不解，过经不解，未为经病。若欲作再经则经传邪，亦仅传于无所复传之地，使经不传则愈。又或太阳随经，瘀热在里，经水适来，热入血室，亦病从经入，非纯然经病。独发汗则动经，亡阳则温经，与夫经脉动惕，涉于经病者偶。假令太阳病而经亦病，则三日非剥尽太阳之阳，即剥尽太阳之阴，何以六日复其阴，七日复其阳？惟六七日营卫之积，为经血之充，经尽斯辟易余邪以俱尽，是其经不特无其病，且足以药太阳之病"。(《读过伤寒论·门径》)

此文中第一句就提出疑问：太阳病是否太阳经病？后面则通过论述，说明太阳病并非太阳经病。

脉

"脉气是否经气？以无形之六气，合有形之赤血，入于经隧而俱化，则化脉气经气如一气。特十二经一二其经，亦十二其脉。惟营行脉中，而后联合十二经之脉气如一气。卫行脉外，而后联合十二经之经气如一气。十二经之血不是三阴三阳，分阴阳者经。十二经之脉才是三阴三阳，合阴阳者脉。故太阳病书脉浮不曰经浮，书阳浮兼指脉浮。放大太阳则语大，病形上一太阳。缩小太阳则语小，脉象上一太阳。不独太阳然，伤寒三日，阳明脉大。伤寒三日，少阳脉小。三日之脉可以为三阳，三日之脉可以为三阴。凡三阴三阳之病脉，病未愈则脉未愈，病欲愈则脉欲愈。阴阳生则脉生，阴阳死则脉死"。(《读过伤寒论·门径》)

脉是血液循行的管道。气无形，血有形，无形之气合有形之血则化生脉气，脉气与经气同行于经隧（脉）。陈伯坛认为，十二经之脉才是三阴三阳，从脉象上可判断三阴三阳病变趋势。

表里

"表病是否纯然是表证，里病是否纯然是里证。有明明表病无表证，有明明里病无里证。有有表里证，有无表里证。有表解里未和，有有表复有里。有不在里仍在表，有半在里半在外。太阳不开病为表，太阳已开病为外。外证当解外，表证当解表。外不解与其外不解有分别，表不解与其表不解有分别，太阳解表不能攻其表，厥阴攻表始可攻其表。太阳救里又复救其里，阳明攻里未有攻其里。三阳有三阳之表里，三阴有三阴之表里，便有三阴三阳之其外、其表、其里。盖从表面透入一层，层层是里，不言里则言内。从里面透出一层，层层是表，不言表则言外。十二经阴阳离合之表里。若形质生成之表里，则十五络之所组。腑为脏之表，脏为腑之里。胸为前之表，腹为前之里。背为后之表，腰为后之里。胸之两旁，表中之半表里。腹之两旁，里中之半表里。由膈而腹之上部中部下部。独三焦为孤腑，从表通到里，由腹而四肢之中央及四旁。亦脾为孤脏，从里达到表。伤寒只称阴阳之表里，其余各腑各脏各部分，则曰上曰下曰中曰内，既不称其表，亦不称其里"。(《读过伤寒论·门径》)

表里是辨别疾病病位内外和病势深浅的一对纲领。人体的肌肤与脏腑，是通过经络的联系、沟通而表里相通的。疾病发展过程中，在一定的条件下，可以出现表里证错杂和相互转化。表里是相对的概念，即所谓"腑为脏之表，脏为腑之里。胸为前之表，腹为前之里。背为后之表，腰为后之里"。

寒热

"太阳发热亦恶寒，少阴恶寒反发热，阳明恶寒亦发热。止二日恶寒。太阴有寒无恶寒，未有曰发热。少阳发热仅一见，未有曰恶寒。厥阴恶寒仅一见，其余多发热。此三阴三阳寒热之大概。特太阳阳明厥阴有其热，其热与其寒之比较，不患以水噀其寒灌其寒，特患以水噀其热灌其热。不患以承气之属攻其寒，特患以承气之属攻其热。不患以黄芩汤彻其寒除其寒。特患以黄芩汤彻其热除其热，热与其热有分别，寒与其寒有分别。且三阳寒热是阳寒阳热。热者阳之阳，寒者阳之阴。三阴之寒热是阴寒阴热。热者阴之阳，寒者阴之阴。阴阳不可见，可即热以见阳，即寒以见阴。则有发热恶寒，有无热恶寒，有里寒外热，有表热里寒，有大寒大热，有中寒中热，有往来寒热，有多少寒热，有反恶寒，有反恶热，有不恶寒，有无大热，有复恶寒，有仍发热，有始恶寒，有后发热，有振寒，有烦热。有寒分之寒，有热状之热。有寒实之寒，有热结之热。有适寒被寒，有协热合热。有脏寒久寒，有客热暴热。有手足厥寒，有表里俱热。有形作伤寒，有胃气生热。有心热身热足心热，有背寒指寒手足寒。有里有热，有表有热里有寒，有胸中有热，有丹田有热胸中有寒，有面色有热，有下焦有寒，有其脏有寒，有其外有热，无非阴阳示人以寒热，不啻惑人以寒热。举二证以为例。四逆证之热，寒之热。白虎证之寒，热之寒"。(《读过伤寒论·门径》)

陈伯坛在此文中，总结了三阴三阳寒热之大概："太阳发热亦恶寒，少阴恶寒反发热，阳明恶寒亦发热。止二日恶寒。太阴有寒无恶寒，未有曰发热。少阳发热仅一见，未有曰恶寒。厥阴恶寒仅一见，其余多发热。"且言三阳之寒热是阳寒阳热，三阴之寒热是阴寒阴热。并列举了寒热的多种表现。寒证与热证虽有本质的不同，但是在疾病发展过程中也会出现假热或假寒的现象，如陈伯坛所列四逆证之热和白虎证之寒便是。

虚实

"虚邪不能独伤人。与其身形，两虚相得，乃客其形，是伤寒已从虚得之，宜乎论内虚状不胜书，实证最难辨。不独阴阳俱虚，内外俱虚，表里俱虚，才算是虚。有许多无形之虚，不像有形之虚。不独但热者实，潮热者实，微热者实，难核其实。有许多未成之实，俨若已成之实。实证莫多于阳明，不实不尽之证亦莫多于阳明。举阳明以为例，本虚久虚姑勿论，表虚里虚姑勿论。且论阳明之半虚实，燥屎与燥气有分别。燥渴是阳明之本气虚其半，非纯然燥屎实。便硬与便溏有分别，后溏是阳明之胃气虚其半，非纯然硬便实。肠内与身外有分别，身黄是阳明之土气虚其半，非纯然肠内实。不特郑声始为虚，不特谵语方为实。大抵虚形其动辟，故阳明未实有外证。实形其静翕，故阳明已实无表里证。虚证似实实而浮，实证若虚实而满。又非大满、硬满、胀满、喘满便为实，不大不硬不胀不喘之满，或痛或不痛乃为实。此胃家虚实之大凡。若太阳表里实则津液和，正乐观其实。太阳脾家实则腐秽去，亦姑听其实。少阴寒饮之胸中实，则与太阳热实结胸、寒实结胸不同论。阳明胃中不虚则已，虚则胃中虽实无攻法。少阴下焦不虚则已，虚则下焦虽实无急下法。是故虚病多而实病少，治虚易而治实难。苟或下之义丸药，是虚以实治，徒然便虚为实，不能运实于虚。倘或灸之以火邪，是实以虚治，追虚则散乱其虚，逐实则散乱其实。"（《读过伤寒论·门径》）

　　虚证与实证，常发生虚实错杂、虚实转化、虚实真假等证候表现。如陈伯坛所言："不特郑声始为虚，不特谵语方为实""又非大满、硬满、胀满、喘满便为实，不大不硬不胀不喘之满，或痛或不痛乃为实。"若不加以细察，容易误诊。陈伯坛认为，虚病多而实病少，举阳明、少阴之例说明：即便有"胃中实"或"下焦实"之证，但素体"胃中虚"，"下焦实"也不能驱邪攻实。所以陈伯坛说："治虚易而治实难。"

汗

　　"外证有汗，表证无汗，非另有一层无汗之表，非复有一层有汗之外。同是表，发于阳则表为开，阳得有汗，有汗之表谓之外。同是外，发于阴则外为闭，阴不得有汗，无汗之外谓之表。表证以发汗解表，发汗宜麻黄。外证以汗解解外，汗解宜桂枝。若表证转为外，解外多数用桂枝。外证转变为表，解表少数用麻黄。或发汗宜桂枝，桂枝汤可代麻黄以解表。或汗解有麻黄，麻黄汤且合桂枝以解外。解外当然解其外，亦有其外先解，而后以法解在里之外。解表当然解其表，亦有其表不解，不能以法解在里之表。又非限定发汗解其表，亦非限定汗解解其外，须爱惜其表其外及其汗。盖汗为血液，汗之原出于阴，汗生于谷，汗之气受诸阳。又可即阳汗以知阳，即阴汗以知阴。则有汗自出，有自汗出，有汗不出，有不汗出，有反汗出，有极汗出，有汗出不彻，有汗出不止，有手足汗，有但头汗，有目合则汗，有额上生汗，有从腰以下不得汗，有以火熏之不得汗，有大汗、小汗、微似有汗，有多汗、盗汗、津自微汗，有反发汗，有大发汗，有复发汗，有重发汗，有强发汗，有不发汗，有可小发汗，有可更发汗，有当发其汗，有复发其汗，有因发其汗，有反发其汗，有初得病时发其汗，有复与水发其汗。汗与邪并则曰汗，不与邪并之汗曰其汗。三阳之汗禀天气而主外，得汗则愈者其常，汗出不解者其偶。三阴之汗禀地气而主内，因汗反剧者其常，汗出自愈者其偶。故三阴仅一条可发汗，仅一条微发汗，其余则曰不可发汗。三阳虽多数不可发汗，亦多数可发汗，其中有曰当须发汗"。(《读过伤寒论·门径》)

此言病发于阳则表为开，腠理不固，表现为外证有汗，治宜桂枝汤和营卫，调阴阳；病发于阴则外为闭，毛窍闭塞，表现为表证无汗，治宜麻黄汤发汗解表。血汗同源，均由水谷精微所化生，所以治疗需要时时顾护其汗液，即陈伯坛所言："须爱惜其表其外及其汗。"病发于三阳，发汗是治疗常法，病情往往因得汗而解；病发于三阴，则多数不可发汗，病情往往因汗出而加剧。

吐

"伤寒何以有吐法无呕法？病在胸中当须吐，吐之不致重其呕。邪高痛下故使呕，呕之适以重其吐。盖吐出上焦，而趋势在胸，无上焦不通之反响，故有物无声为吐。呕出中焦，而趋势在膈，有上焦不通之反响，故有声有物为呕。何以三阳病多数呕，三阴病多数吐？病在阳则上焦之阳不能降，中焦反逆而为呕。病在阴则下焦之阳不能升，上焦反脱而为吐。何以

柴胡证之喜呕，与麻桂证之呕逆、干呕异？大柴胡证之呕吐而下利，反与
霍乱证之呕吐而利同？柴胡证之苦在胸胁，苦满宜乎其喜呕，且自极吐下
之呕，才是柴胡证。非自极吐下之呕，便非柴胡证。缘柴胡证之呕有反抗
力。非柴胡证之呕，则无所用其反抗力。呕与呕有分别，因吐致吐有分别，
因吐致呕有分别，因欲吐致呕有分别。何以有声无物之干呕，又与有声无
物之哕同？干呕是有物而不呕，不呕其物呕其声。哕是无物之可呕，但哕
出无物之声。哕与干呕有分别，因呕致哕有分别，因吐致哕有分别，因干
呕致吐又有别。凡此皆非吐法所宜，干呕哕与瓜蒂散证无分涉。呕与不呕，
吐与不吐，与瓜蒂散证仍无涉。论内吐法只两条，其余瓜蒂不中与。当吐
犹且曰不可吐，未吐犹且曰不可更吐，况误吐之流弊不胜书。举数证以为
例，有吐后腹胀满，有吐之腹中饥，有吐之不欲近衣之内烦，有吐之不喜
糜粥之食冷。又况吐状不胜书，有颇欲吐，有自欲吐，有欲吐不吐，有欲
吐复不能吐，有腹满而吐，有气逆欲吐，有朝食暮吐，有引食反吐，有水
入则吐，有食入即吐。有吐脓血，有吐涎沫，有吐脏寒见厥之蛔，有吐客
热不消之谷。阳病则吐伤其阳，阴病则吐动其阴。大抵温温欲吐，而有郁
郁微烦者吐之阳。无郁郁微烦，而但温温欲吐者吐之阴。欲吐心烦者阴之
阳，不烦自吐者阴之阴"。（《读过伤寒论·门径》）

　　陈伯坛指出，吐与呕的区别在于病位的不同。"吐出上焦，而趋势在
胸，无上焦不通之反响，故有物无声为吐。呕出中焦，而趋势在膈，有上
焦不通之反响，故有声有物为呕"。干呕与哕的区别在于胃中是否有物，
"干呕是有物而不呕，不呕其物呕其声。哕是无物之可呕，但哕出无物之
声"。陈伯坛认为，吐法宜慎用，言"阳病则吐伤其阳，阴病则吐动其阴"。
并列举了一系列误吐后所致变证。

　　下

　　"少阳、少阴无下法，太阳有下无急下，阳明有下有急下，少阴无下

有急下，厥阴有厥应下，无热应下，有利之愈，无下之愈，此下法之不同。厥阴不以下为下，转以利为利尤不同。宜乎攻下之方，不适用于少阳、太阴、厥阴，只适用于太阳、阳明、少阴。然使热邪不结，则太阳无下法。胃家未实，则阳明无下法。胃关不闭，则阳明、少阴无急下法。可下不可下法有别，取下不取下法有别。大陷胸汤则曰得快利，其效尤捷于得下。大承气汤一条一服利，其余再服则得下。大陷胸丸一宿下，又转言如不下，无所谓之利。小承气汤当更衣，又设言若更衣，无所谓之下。调胃承气令微溏，却治反溏，不得为泄下。桃核承气当微利，并非下利，不得为猛攻。抵当下血非利血，不攻而下，故所下非利。十枣快下亦快利，攻之故利，和之故下。大柴胡下之未尝曰得下，非攻下之下。大黄黄连泻心攻痞未尝曰得利，非攻下之攻。凡此皆以汤下，非他药丸药可同语。倘以丸药为尝试，则不得利今反利。以他药为尝试，则利不止仍不止。大抵下之而不善，就令他药丸药换为汤，不特下而且利。利之而善，就令前部后部同一汤，只有利而无下。何以本非下之，而有下利自下利？所下之物直接受邪，是邪之下利，谓之下利。所下之物间接受邪，非邪下之利，谓之自下利。论内自利、下利不胜书，有必下利，有不下利，有又下利，有大下利，有欲自利，有必自下利，有欲自止，有利必自止，有下利至甚，有自利益甚，有下利清谷，有自利清水，有泄利下重，有热利下重，有自利而渴，有自利不渴，有发热下利，有发热而利，有暴烦下利，有续自便利，有雷鸣下利，有身瞤而利，有下利呕吐，有下利厥冷，有见厥复利，有咳而下利，有下利谵语，有利止血亡，有下血血自下，有下利便脓血，有至五六日自利，有厥反九日而利。有下利为难治，有自利为欲解。此之谓下利自下利。有下之利遂不止，有反下之若利止，有泄利不止，有复利不止，有续得下利清谷，有下利日数十行，有先下之而不愈，有病不尽复下之，有大下之，有数下之，有二三下之，有本以下之，有下之太早，有下之若早，有下之则愈，有下之为逆，有下之则和，有下之则死，有利遂不止者死，有利不止者亦死。下与死有关系，不独少阳、太阴不可下，太阳病证不罢不可下，外证未解不可下，喘而胸满不可下，阳明寒湿在里不可下，少阴尺脉弱涩不可下，胸中实不可下，厥阴诸四逆厥不可下，脉虚复厥不可下，阳明又六不可攻，即六不可下，有乃可攻，有乃可下，有如其不下，有勿令大泄下，有止后服，有莫更复服，有未可与，有不可更与，有慎不可攻之危词，有导而通之之变法，有可与少少与之之权宜，有当下之可下之之果决，且有不俟终日之阳明三急下，少阴三急下"。(《读过伤寒论·门径》)

陈伯坛总结了三阴三阳下法的使用概况。以太阳、阳明、少阴为例，提醒医家在里证不具备的情况下，不宜使用下法，"然使热邪不结，则太阳无下法。胃家未实，则阳明无下法"。因下法大都峻猛，易损伤胃气，对于年老体虚，不可专事攻邪，"胃关不闭，则阳明、少阴无急下法"。

渴

"三承气证无渴字，桃核承气证无渴字，抵当、十枣、泻心诸证无渴字。大陷胸证无不渴字，而渴字仅一见。小陷胸证无渴字，而不渴字且一见。大小青龙独小青龙证曰渴曰不渴，大小柴胡独小柴胡证曰或渴曰不渴。白虎加人参曰大渴曰大烦渴，白虎三证不曰渴，五苓曰消渴曰烦渴，猪苓二证亦曰渴，茵陈蒿证渴，柴胡桂枝干姜证渴，白头翁证欲饮水不曰渴，理中证不用水又曰渴，四逆辈证不渴，干姜附子证不渴，茯苓甘草证不渴，桂枝附子证不渴，就如麻桂二证未尝渴，即非麻桂二证未尝渴，渴与不渴无定情。火气不渴水气渴，火逆不渴水逆渴。汗后固渴，无汗亦渴。下后固渴，非下亦渴。因渴致呕，因呕致渴。不呕者不渴，吐之不渴，渴而后吐，不吐者又渴，有舌上燥而渴，有手足温而渴，有微热而渴，有微热消渴，有身热而渴，有无大热燥渴，有脉数而渴，有脉浮数烦渴，有发热而渴不恶寒，有病不恶寒而但渴，有大汗后烦渴，有汗出多而渴，有汗出而渴有不渴，有自利而渴有不渴，有服小青龙汤已而渴，有服小柴胡汤已而渴，有服桂枝汤渴，有与泻心汤渴，有渴欲饮水数升，有但欲漱水不欲咽，有意欲饮水反不渴，有饮水则哕不能食，有渴欲得水不能饮，有饮水多必喘，有饮多心下悸，有大渴腹必满，有渴而口燥烦，渴证不为少，异在少阳太阴无渴字，渴证未为多，异在少阴厥阴有渴字，太阴湿本固无渴，少阳火本亦无渴，少阴虚故固然渴，太阳虚故却无渴，厥阴热渴非厥渴，阳明燥渴无实渴，腑实以不渴为标准。仅一部分之渴为独异，脏寒亦以不渴为标准，属于气化之渴为特殊"。(《读过伤寒论·门径》)

渴证产生的原因有多种，多由肺胃有热津液耗损（或血虚）所致，亦可因脾虚失于运化，肾阳不足，气化失调，使津液不能上承，导致肺胃有热而渴；而水湿、痰饮、瘀血阻滞，也可影响正常气化和津液蒸腾的功能而产生口渴。正如陈伯坛所言："渴与不渴无定情。"寒热虚实兼可令人渴。渴证多见，而渴证的伴随症状和表现形式也有多样，既有"身热而渴"者，也有"无大热燥渴"者；既有"渴欲饮水数升"者，也有"但欲漱水不欲咽"者。

从上述论述可以窥见陈伯坛的教学方法及特点，他传授伤寒之学，非常重视基本概念的理解、治则的运用，以及各种病证之间的比较鉴别。其阐发经旨，可谓精细入微。其论述以"寒""渴""下"等为纲，将全书贯穿起来，并用"有""无"等概念进行分析对比，从而启迪读者思路，以期使后学一目了然其理路。这种指导经典学习的入门方法，得到了同道们的认可。当时，广东广汉中医药专门学校就引用其《读过伤寒论》卷首中"门径"和"读法"部分，编成《伤寒门径》一书用作教材使用，并由其高足鞠日华讲授，影响甚大。

（二）批驳历代伤寒注家之误

陈伯坛在《读过伤寒论》卷之首中，专列"读法"，阐述其长期研究

《伤寒论》后的心得体会和理论观点，批评历代注家之误，独抒己见，有许多创新之处。

1."伤寒论"不能读作"寒伤论"

陈伯坛在"读法"一节开始即指出："《伤寒论》，不是寒伤论，勿将伤寒二字倒读作寒伤。"这是陈伯坛研究《伤寒论》的重大理论创见。该理论主要包括以下几个方面：

（1）反对"三纲鼎立"学说

陈伯坛认为，对于《伤寒论》，不能将"伤寒"二字倒读作"寒伤"。此说主要是出于对"三纲鼎立"学说的反对。

"三纲鼎立"学说，是伤寒错简重订派的重要观点之一。"三纲鼎立"学说，追其根源乃从成无己《注解伤寒论·卷一·辨脉法》第二十条而起，即"寸口脉浮而紧，浮则为风，紧则为寒，风则伤卫，寒则伤营，营卫俱病，骨节烦疼，当发其汗也"。朱橚在《普济方·卷一百二十六·伤寒门》中指出："风伤阳，寒伤阴，卫为阳，营为阴，风为阳，寒为阴，各从其类而伤也。"这些是风伤卫、寒伤营观点的雏形。孙思邈《千金翼方·卷第九·伤寒上》曰："夫寻方之大意，不过三种，一则桂枝，二则麻黄，三则青龙，此之三方，凡疗伤寒不出之也。"此种以风伤卫的桂枝汤证、寒伤营的麻黄汤证、风寒两伤营卫的大青龙汤证，作为太阳病的大纲，成为后世"三纲鼎立"学说的基础。"三纲鼎立"学说，由方有执在《伤寒论条辨》中提出，他认为王叔和整理的《伤寒论》"颠倒错乱殊甚"，遂付出20年的心血对《伤寒论》进行移整改订，尤其是对太阳篇大加改订。书中以"风则中卫，故以卫中风而病者为上篇"（《伤寒论条辨·卷之一·辨太阳病脉证并治上篇》），凡桂枝汤证及其变证一类的条文列于此篇，共66条，20方。认为"寒则伤营，故以营伤于寒而病者为中篇"（《伤寒论条辨·卷之二·辨太阳病脉证并治中篇》），凡麻黄汤证及有伤寒二字列于各条之首的条文归于此篇，共 57 条，32 方。认为"风寒俱有而中伤，则营卫皆受而俱病，故以营卫俱中伤风寒而病者为下篇"（《伤寒论条辨·卷之三·辨太阳病脉证并治下篇》），凡青龙汤证及脉浮紧、伤寒脉浮诸条列于此篇，共 38 条，18 方。这样以桂枝汤、麻黄汤、大青龙汤为三纲，各领其属，率分三篇，形成三足鼎立之势，由此形成"三纲鼎立"学说。

喻嘉言是继方有执之后大倡三纲鼎立之说的医家，对方有执"错简重订"的观点大加赞赏，认为方有执《伤寒论条辨》中"削去叔和序例，大得尊经之旨"，"以风寒之伤营卫者分属，卓识超越前人"。（《尚论篇·卷首·尚论仲景〈伤寒论〉，先辨叔和编次之失》）认为"夫足太阳膀胱，病主表也，表有营卫之不同，病有风寒之各异。风则伤卫，寒则伤营，风寒兼受则营卫两伤。三者之病，各分疆界。仲景立桂枝汤、麻黄汤、大青龙汤，鼎足大纲三法，分治三证，风伤卫则用桂枝汤，寒伤营则用麻黄汤，风寒两伤营卫则用大青龙汤。用之得当，风寒立时解散，不劳余力矣"。（《尚论篇·卷一·论太阳经伤寒证治大意》）于是，喻嘉言也按照这一思路对太阳病篇进行编次。卷一均为太阳病内容，其中分为三篇：以风伤卫为上篇，寒伤营为中篇，风寒两伤营卫为下篇。其中，每一篇又分为若干部分。如：将有关太阳经病初期的脉证为一部分，有关太阳中风的典型脉证为一部分，桂枝汤的主治范围为一部分等。寒伤营和风寒两伤营卫的分类中，也是如此再分成几个部分。在对《伤寒论》的研究中，喻嘉言力倡"纲目"之说，认为学习《伤寒论》"必先振举其大纲，然后详明其节目，始为至当不易之规"。主张四时外感，以冬月伤寒为大纲；伤寒六经中，又以太阳一经为大纲；而太阳经中又以风伤卫、寒伤营、风寒两伤营卫为大纲。即后世所谓"三纲鼎立"。

陈伯坛反对这种以"风伤卫、寒伤营、风寒两伤营卫"为太阳经大纲的观点，指出注家主张"寒伤营风中卫，寒伤肤表风中肌腠，便是倒读伤寒"。他批评有些注家"心目中只知有寒，不知何物是伤寒。心目中只知有风，不知何物是中风。只知区别在风在寒，不知寒亦寒，风亦寒。只知区别在中在伤，不知伤亦伤，中亦伤。只知区别在营在卫在肤表在肌腠，不知营卫肤表肌腠，俱是伤寒之被动，不是伤寒之主动"。

（2）强调风寒一体，统一于寒

①不拘泥于"风"和"寒"二字

陈伯坛认为，伤寒之"寒"包含"风"和"寒"两个方面。《伤寒论》中虽然论述有"伤寒"和"中风"两种病证，但其本质上是一样的。注家抹煞了"太阳"二字，"误作营卫之为病，肌表腠理之为病，风中之为病，寒伤之为病"。他认为中风和伤寒，皆以太阳为主动，"中风亦太阳，伤寒亦太阳"，太阳包含了中风和伤寒，"伤寒是伤寒之寒，中风是中寒之风。恶寒亦恶寒之寒，恶风亦恶寒之风。原文不过将寒字分看，半面写风，半面写寒"。历代注家却认为"风则非寒，寒则非风"，将风和寒割裂开来。

②不拘泥于"中"和"伤"二字

陈伯坛认为，张仲景《伤寒论》将太阳病分为中风和伤寒，是因为风属阳主动，寒属阴主静，"发于阳，阳伤寒；发于阴，阴伤寒"。之所以有中风和伤寒之分，是因为"原文不过将太阳之阴阳分看，阳动谓之中，阴静谓之伤"。注家"读作中处有中之部分，伤处有伤之部分"，是割裂了中风和伤寒的阴阳统一性。

③不孤立地看待"中风"和"伤寒"

陈伯坛认为，"中"的名义之下包含"风"和"寒"；"伤"的名义之下也包含"风"和"寒"。伤寒和中风是属于太阳病的阴阳两面，"发于阳，自有标阳之病称，故名为中风。发于阴，自有本阴之病称，故名曰伤寒。原文不过将太阳之病名分看，风以纪阳之阳，寒以纪阳之阴。"他批评注家"中"的名义下仅指"风"，"伤"的名义下仅指"寒"，"读作中之名义实指风，不能名伤寒。伤之名义实指寒，不能名中风"。这是孤立地看待"中风"和"伤寒"。

④不要拘泥于太阳病的"寒"和"热"二字

陈伯坛认为，应该分清楚太阳病的寒热标本。他指出："太阳本寒而标热，亦本阴而标阳。发于阳，则标阳为前驱，中气之热为后盾。发于阴，则本阴为前驱，本气之寒为后盾。虽发热亦非中气暴露之热，虽恶寒亦非本气暴露之寒。原文不过从合化上分看，阳动则炙邪化热，阴静则负邪化寒，未涉入气分说。读太阳之为病句，勿依注读作太阳之气病。"所以"寒""阴"是太阳之本，"热""阳"是太阳之标，太阳中气为热，太阳本气为寒。

（3）正确理解太阳病提纲

①"太阳之为病"勿理解为太阳之气病

陈伯坛认为，读"太阳之为病"句，不能依注读作太阳之气病，而应该从合化上看太阳病。"原文不过从合化上分看，阳动则炙邪化热，阴静则负邪化寒，未涉入气分说。读太阳之为病句，勿依注读作太阳之气病"。

②"太阳之为病"勿理解为手太阳之小肠病，足太阳之膀胱病

陈伯坛认为，读"太阳之为病"句，不能依注读作手太阳之小肠病、足太阳之膀胱病，不要拘泥于"手太阳、足太阳"六个字；世人皆知手太阳属小肠，足太阳属膀胱，"但病发于手太阳，非发于手太阳之小肠。病发于足太阳，非发于足太阳之膀胱。原文不过将手足之阴阳互看，阳病则宜阴，阴须走手以荣阳。阴病则宜阳，阳须走足以荣阴。仅说到手足上，未说到小肠膀胱上。读太阳之为病句，勿依注读作手太阳之小肠病，足太阳之膀胱病"。所以，陈伯坛认为，"太阳之为病"是指手太阳和足太阳病，不可理解为手太阳之小肠病、足太阳之膀胱病。

③"太阳之为病"勿理解为太阳之经病

陈伯坛认为，读"太阳之为病"句，不能依注读作太阳之经病。他指出："分六经即所以分三阴三阳，夫谁不知。但经乃阴阳往来之道路，即日日所行之经。得病到几日，纪病期者经。当病欲解时，转病机者亦轻。纵

有欲作、再经之殊，究非中阳溜经之比。原文显然划分病还病，经还经。读太阳之为病句，勿依注读作太阳之经病。"所以，陈伯坛指出《伤寒论》六经，是疾病发展进程与转归预后的标记，与六经病的概念不同，不能混淆"病"和"经"。

④"太阳之为病"勿理解为太阳之头项病而脉不病

陈伯坛认为，读"太阳之为病"句，不能依注读作太阳之头项病而脉不病。他指出："强痛非头项病，脉浮才是脉病。盖即脉即太阳，太阳与脉合为一。非即头项即太阳，太阳与头项分为二。不过太阳之脉藏其形于头项，遂露其病于头项，勿依注读作太阳之头项病而脉不病。"所以，陈伯坛认为，太阳病的标志为脉浮，"强痛"不是头项所特有，头项强痛不过是太阳经循行于头项的缘故。

（4）读太阳病篇应从整个传变过程中理解太阳病

陈伯坛认为，读太阳病篇不要从字面上去理解太阳病，不要拘泥于"太阳之为病""太阳病""太阳"等字眼，不要拘泥于"传""表""里"等文字，以及"三日阳尽，六日阴尽"等，而要从整个传变过程中去理解太阳病。

①不拘泥于"太阳之为病"五字

陈伯坛认为，张仲景《伤寒论》中的"太阳病"，与太阳病提纲中的"太阳之为病"含义不同。不能将"太阳病"等同于"太阳之为病"，即"凡书太阳病，勿仍作太阳之为病"。他认为两者的区别在于："太阳病三字，是实写太阳之受病，从病相上看出太阳，一节有一节之太阳病。太阳之为病五字，是虚写太阳之受病，从太阳上看出病相，开始特书太阳之为病。"

②不拘泥于"太阳病"三字

陈伯坛认为，读太阳病篇也不要拘泥于"太阳病"三字。虽然"太阳篇均属太阳"，但是"原文教人体认论中之病，实教人体认病中之太阳"。太阳病篇虽然主要是讨论太阳病的临床表现、证候及治疗，但涉及本证、兼证、变证，又涉及大量的类似证。"且以中风伤寒四字夹出一动一静之太阳，以表证外证四字夹出一开一阖之太阳，以六日七日数字夹出一剥一复之太阳。故虽寒邪已解，设太阳未归经，仍有太阳病。或汗下太过，苟太阳无存在，则不复书太阳病"。因此，读太阳病篇也不要拘泥于"太阳病"三字。

③不拘泥于"太阳"二字

陈伯坛认为，读太阳病篇也不要拘泥于"太阳"二字。其曰："太阳篇之太阳二字亦不得。太阳与阳明、少阳异，与太阴、少阴、厥阴尤异，夫谁不知？但太阳有合阳明、少阳为一阳，则一病见三阳。有阳明、少阳为两阳，则两病若一阳。有未脱太阳之状态，又不脱阳明之状态，又不脱太阴之状态，为系阳明，为系太阴。已涉阳明之状态，已涉少阳之状态，已涉太阴少阴之状态，又有太阳之神似，为属阳明，为属少阳，为属太阴，为属少阴。假少阳之部分，而呈太阳之状态，是入少阳。呈现厥阴之状态，绝无太阳之神似，是死厥阴。中见少阳之状态，托出太阳之神似，是生少阳，即生太阳，即生厥阴。认不得厥阴，先认定太阳。太阳存在，凡阴病可以之阳。太阳不存在，凡阳病可以之阴。"

人体脏腑经络是不可分割的整体，六经之间虽无传递关系，但其气化却互相影响，某一经病变也可能会影响其他经的气化，使外邪乘虚而入，进而引发其他经发生病变，甚至出现合病、并病等各种复杂证候。因太阳主表，为一身之藩篱，疾病大多先发于太阳，所以辨证也要"先认定太阳"，不要拘泥于"传"字。

陈伯坛认为，读太阳病篇也不要拘泥于"传"字，对于伤寒传经之说，历代医家多有争执。关于传经之说有三种说法："一谓邪气一日一周经，邪传而病不尽传；一谓六气六日一周经，其传而经不尽传；一谓一日一传，尽十二日有定之传，出十三日为不尽之传。"对上述三种说法，陈伯坛提出如下质疑："安有一日传变六经，而病形不具之理；亦无六日传遍六气，而病形不具之理；更无日久尚传之又传，而病形不具之理。要皆泥六经为过渡余邪之快捷方式，一面悬忖邪气之必传，一面侥幸邪气不尽传，《伤寒论》直作传经论。"陈伯坛对传经之说持否定态度，他发现《伤寒论》原文有"经不传"三字，无"经传"二字。世人皆知"三阳尽于少阳，三阴尽于厥阴"，但是六经传变并非完全按照"太阳传阳明，传少阳，传太阴少阴厥阴"的顺经传变规律。要判断其传变与否以及如何传变，必须要"征诸脉，征诸证"。陈伯坛指出："非手足皆传，阳明针足不针手，手太阳不传，足太阳乃传。又非三阴三阳皆传，阳明则无所复传。"因此，读太阳病篇也不要拘泥于"传"字，也不能将《伤寒论》中的"为""受""得""合""并""系""属""入""进"等字，理解为"传"字，千万不要"依注一概抹煞，读字字作传字"。

④不拘泥于"表"字和"里"字

陈伯坛认为，读太阳病篇也不要拘泥于"表"字和"里"字。他批评注家以经络为表，脏腑为里，经络脏腑之交为半表半里。指出"注家徒以十二经为表，十二脏腑为里。以阳经为表之表，阴经为表之里。以六腑为阳之里，六脏为阴之里，以经络脏腑之交为半表里"，却不知道疾病的表里内外是可以互相转化的。"经络脏腑乃有形不易之表里，三阴三阳是无形活动之表里。太阳行表中之表，太阳又有太阳之表里。少阴行表中之里，少阴又有少阴之表里。阳明行里中之表，阳明又有阳明之表里。太阴行里中之里，太阴又有太阴之表里。少阳行表中之半表里，少阳又以太阳为表，阳明为里。厥阴行里中之半表里，厥阴又以三阳为表，三阴为里。凡表可以变里，凡里可以变表。表可变外，外亦变表。里可变内，内亦变里"。所以，"勿依注读作寒邪中经为传表，入腑入脏为传里"。

⑤不拘泥于"三日阳尽，六日阴尽"之说

陈伯坛指出，《伤寒论》"原文是阳数七，未有曰三阳之数一二三。是阴数六，未有曰三阴之数四五六。七数阳，一三五七九何莫非阳。六数阴，二四六八十何莫非阴。其所以愈在六日七日者，天地以五为中数，五日为一候，阳剥阴亦剥。又五为再候，阴复阳亦复。且五日后之六七日，即五日前之一二日。一六七三八四九，大衍之数，循环往复，则一三五七九可以成阴，二四六八十可以成阳。故书六日有并书五六日，书七日有并书七八日。他如一二日，及八九等日，非阳日期阴，即阴日期阳。非阳日旺阳，即阴日旺阴。是纪日即纪六经之阴阳。非纪三阴三阳之六经。勿依注读一日一经，六日毕，又六日；六经毕，又六经"。

2. 批驳喻嘉言之误

喻嘉言，为明末清初著名医家，著有《寓意草》《尚论篇》《医门法律》，对《伤寒论》独有体会。《尚论篇》全称《尚论张仲景伤寒论重编三百九十七法》，又名《尚论张仲景伤寒论》，主要是参考明代方有执《伤寒论条辨》编撰的，但编次有所不同，内容也有所补正。卷首有"尚论张仲景(《伤寒论》)大意"等六篇医论。其后详论伤寒六经证治。喻嘉言倡导"三纲鼎立"学说，书中论述六经，以太阳经为大纲，太阳经中又以风伤卫、寒伤营、风寒两伤营卫为大纲。其指出《伤寒论》中的397条原文是397法，分隶于大纲之下。陈伯坛认为，喻嘉言注解《伤寒论》错误有以下7点：

（1）以王叔和、成无己、林亿为借口，僭乱原文

陈伯坛指出，王叔和、成无己、林亿三位注家"不过原文篇首，稍有出入"，喻嘉言便以此为借口"僭乱原文"。如"指桂枝证、麻黄证为上篇之乱，指大青龙证及汗下后诸证为中篇之乱，指结胸痞证及小结胸证为下篇之乱。夫既由桂枝说到麻黄，由汗下说到误汗误下，由结胸说到脉结"。批评喻嘉言的做法是"欲自文其乱，故以不乱为乱"。

（2）以温病为借口，剔上篇第六条入温病而著诸篇

《伤寒论·辨太阳病脉证并治上》第六条："太阳病，发热而渴，不恶

寒者为温病。若发汗已，身灼热者，名风温。风温为病，脉阴阳俱浮，自汗出，身重，多眠睡，鼻息必鼾，语言难出。若被下者，小便不利，直视失溲。若被火者，微发黄色，剧则如惊痫，时瘛疭。若火熏之，一逆尚引日，再逆促命期。"喻嘉言认为《伤寒论》上篇第六条列出温病，而"伤寒大义未及十一"。陈伯坛则认为，张仲景在此列出温病，只是为了"清伤寒之源，特举远因之温病，近因之风温，互文见义，夹伤寒"，此为"借宾定主之常法"。而喻嘉言"反嫌章法不联属，剔入温病而著诸篇"。

（3）以柴胡证为借口，误认柴胡证即少阳证

陈伯坛指出，张仲景《伤寒论》"原文明曰太阳柴胡证，未有曰少阳柴胡证"，而喻嘉言则误认为柴胡证就等同于少阳证，把《伤寒论》中有关小柴胡汤方证的条文移并于少阳病篇内，"举凡涉于柴胡之字义，割入少阳"。

（4）以合病、并病、过经不解诸病为借口，另立篇目

喻嘉言以"章法不联属"为由，将合病、并病、过经不解的内容另立篇目，分别归属于三阳经后和三阴经后。陈伯坛认为，"原文合病是摹写一面之三面病，并病是摹写两面之一面病，过经不解诸证是摹写上面中面下面之内面以夹出太阳之面面病"，看似无关，实际是相关联的。陈伯坛驳斥喻嘉言此种做法"乃诬古人为割裂，以自行其割裂"。

（5）以足太阳膀胱为根据，置手太阳于不问

陈伯坛批评喻嘉言"但称足太阳膀胱为表病"，而"置手太阳于不问"，好像"伤寒只有足太阳病，足太阳只有膀胱病"，"全未见得太阳之阳太阳之阴病"。

（6）以太阳走一身之表，风则伤卫，寒则伤营，营卫俱伤为根据，置外证于不问，置中风伤寒于不问。

喻嘉言倡导"三纲鼎立"学说，称"风伤卫为表证之一，寒伤营卫表证之一，营卫两伤为表证之一"，好像是说伤寒全是表证，又全是指营卫为

表证。而"原文何止是表证，何尝又伤卫伤营，及营卫两伤证"。陈伯坛称喻嘉言此说法，是"拾人牙慧，窜易圣言"。

（7）以大青龙迥异麻桂证为根据，置证治于不问

喻嘉言基于"三纲鼎立"学说，强行划分伤卫、伤营、两伤营卫为三大证；认为风伤卫用桂枝汤，寒伤营用麻黄汤，风寒两伤营卫用大青龙汤；强行划分桂枝、麻黄、大青龙为三大法，认为"余证皆由三证所致，余法亦辅三法而行"。陈伯坛认为，张仲景原文"论证则逐层披剥，立法则随在变通"，批评喻嘉言"统无数证为三证，统无数法为三法"的做法，是"置证治于不问"。

3. 批驳黄元御之误

黄元御为清代著名医家，尊经派的代表人物，对《内经》《难经》《伤寒论》《金匮要略》均有精辟的见解。著有《伤寒悬解》《金匮悬解》等十余种医学著作。陈伯坛认为，黄元御注解《伤寒论》的错误有以下7点：

（1）以王叔和为借口，僭乱原文

黄元御《伤寒悬解·卷首·寒温异气》认为"伤寒为初郁之热，温病属久郁之热。伤寒则经络脏腑或热或不热，温病则经络脏腑无所不热"。他担心世人混淆温热与寒热，于是说"传经为热之讹"，皆因王叔和将热病误混于伤寒之故。陈伯坛批评黄元御"不知温病是发热之灼热，伤寒是恶寒之发热"。他认为"原文已自分清，何得为混。且温病只两热字，体认犹易。伤寒则无数热字，体认倍难"。陈伯坛批评黄元御"不自咎其混乱伤寒多数热字，反咎叔和混入最少数之热字"。

（2）对伤寒传变的解释，支离附会

黄元御《伤寒悬解·卷首·解期早晚》认为，"未经汗解，则经热内郁，日积日盛，明日自当传于阳明，后日自当传于少阳，六日六经，必然之事"。陈伯坛指出，黄元御一见原文有"为不传"三字，便杜撰出"经无不传，不过不传三阴之脏，不传阳明之腑"。二见原文有"为传"二字，便杜撰出"再传则必阳旺而后传腑，阴旺而后传脏"。三见阳明病篇不尽是由传而病腑，三阴病篇则不尽是由传而病脏，则杜撰出"传脏传腑，实则营卫内陷，自病其脏，自病其腑"。陈伯坛连用三个"杜撰"，直斥黄元御在伤寒传变问题上"支离附会，无一语是原文"，完全曲解张仲景本意。

（3）循其词于太阳，偏说传经，偏不理会传经

陈伯坛再次用"杜撰"一词，驳斥黄元御《伤寒悬解·卷首·六经分篇》所言"六经虽病，皆统于太阳一经，谓遍传六经，总不失太阳之表证，不拘传至何经，总不外治太阳之表证"的观点。认为黄元御处处强调传经，却偏偏又没有真正理解传经之意。

（4）对于传经病、入腑入脏病的解释颠倒错乱

陈伯坛指出，黄元御将"传经病则有七日愈，入腑入脏病则无七日愈"，杜撰解释成"惟阳盛亡阴，则入阳明之腑。阴盛亡阳，则入太阴之脏"。黄元御在太阳之外，又另立"坏病"一门，却又不在其他各经中指出"坏病"是为何证。陈伯坛批评黄元御对于传经病、入腑入脏病的解释，"颠倒错乱，殊难索解"。

（5）抹煞原文，附会作"腑病之连经""脏病之连经"说

陈伯坛指出，黄元御《伤寒悬解·卷首·六经分篇》既谓"阳明全篇言腑病，三阴全篇言脏病"，却偏偏又"割太阳之葛根汤证入阳明，附会作腑病之连经"；见"阳明桂枝麻黄二证，不是治腑病"，又将其"拨回太阳"，解释说"麻桂乃太阳之所统，不过复述于阳明"；见"太阴之桂枝，少阴之麻辛，厥阴之麻黄升麻，不徒治脏病"，便又附会作"脏病之连经"之说。此种牵强附会之说，实际是"苦为迁就，抹煞原文"。

（6）杜撰"少阳阳盛则入腑，阴盛则入脏"说，附会作"脏病腑病之连经"说

黄元御《伤寒悬解·卷首·六经分篇》认为，"少阳篇半言脏病，半言

腑病"，解释说"少阳阳盛则入腑，阴盛则入脏"。见柴胡汤不只治脏病或腑病，便附会作"脏病腑病之连经"说。陈伯坛认为，黄元御割裂同一章节中的柴胡证麻黄证，将柴胡证"归少阳之所统"，将麻黄证"归太阳之所统"，此种做法无非是想说明"太阳篇内是经病，阳明以后是脏腑病"。指出此说法实际是不知"凡经络脏腑皆是被动病，三阴三阳方是主动病。元御强作解人，愈说愈蔽"。

（7）"六腑六脏为主体，三阴三阳为虚称"之说前后两歧，自相矛盾

黄元御提出"六腑六脏为主体，三阴三阳为虚称"之说，来阐述六腑六脏主令从化问题，认为六经实际上只有"寒病、燥病、火病、湿病、热病、风病"，"太阳病，阳明少阳病，太阴少阴厥阴病"不过是"统六经之词"。陈伯坛批评其论述"前后两歧，自相矛盾"，提出"寒热合化成太阳成少阴，燥湿合化成阳明成太阴，风火合化成厥阴"，认为三阴三阳皆由对立的阴阳二气合化而成，阴中有阳，阳中有阴，不能割裂。

4. 批驳陈修园之误

陈修园，为清代著名医家。在医学理论上陈修园特别推崇张仲景，是伤寒学派的中坚人物之一，也是继张志聪、张锡驹之后最有影响的尊经崇古派人物。在《伤寒论》研究的争论中，陈修园极力反对方有执、喻嘉言的"错简"说，认为王叔和重新编注的《伤寒论》已经把张仲景的学说完整地保留下来，不能随便改动和取舍。他研究《伤寒论》《金匮要略》方面的代表著作有《伤寒论浅注》《金匮要略浅注》和《伤寒医诀串解》。前两书曾三易其稿，史书称其"多有发明，世称善本"。他还将《伤寒论》《金匮要略》两书中的方剂和治法编成《长沙方歌括》《伤寒真方歌括》与《金匮方歌括》，易于记忆、习诵，对后学理解《伤寒论》《金匮要略》很有帮助。陈伯坛认为，陈修园注解《伤寒论》错误有以下6点。

（1）以本脏本腑为十二经之本，以络脏络腑为十二经之中，以十二经为每脏每腑之标

陈伯坛反对这种以脏腑经络取代标本中气的认识，他认为这是混淆了三阴三阳与脏腑的概念。他批评陈修园说："谓脏腑居里则是，以里为本则非。谓表里相络则是，以络为中则非。谓十二经居表则是，以表为标则非。"陈伯坛还指出："六气乃三阴三阳之化始，三阴三阳为六气之化成。"他批评陈修园的说法，是"不识阴阳，乃妄谈元妙"。

（2）以提纲为受病之实，以三阴三阳不过一经署之名

陈修园认为，六经之病，各有提纲。太阳病以"脉浮，头痛，项强，恶寒"八字为提纲。阳明病以"胃家实"三字为提纲。少阳病以"口苦，咽干，目眩"六字为提纲。太阴病以"腹满而吐，食不下，自利益甚，时腹自满，若下之，必胸下结硬"二十三字为提纲。少阴病以"脉微细，但欲寐"六字为提纲。厥阴病以"消渴，气上撞心，心中疼热，饥而不欲食，食则吐蛔，下之利不止"二十四字为提纲。而句首的"……之为病"反不得为提纲。

陈伯坛反对陈修园这种对六经病提纲的认识，认为其"显然以提纲为受病之实，以三阴三阳不过一经署之名"，是不识阴阳所致。陈伯坛还认为，张仲景著《伤寒论》"只有书法，无所谓纲，无所谓目。书法中自有纲而目、目而纲，且书法中又书法，不止每篇每节之书法。句有句书法，字有字书法"。批评陈修园不仅不识阴阳，还不识仲景《伤寒论》的写法。

（3）不识六气之风与寒，以"中人多死之邪风"，例"伤寒之中风"

陈伯坛批评陈修园"引证《灵枢》中于面则下阳明，中于项则下太阳，中于颊则下少阳，极言外邪之剧烈，一若非诸阳所能御。再引韵伯所称太阳有中项、中背之别，阳明有中面、中膺之别，少阳有中颊、中胁之别"。

指出这种说法实际混淆了"中人多死之邪风"和"伤寒之中风",而"不识六气之风与寒,及寒之风,风之风"。

（4）"六气以次相传"之说,为混指三阴三阳之传递,不识六气与六经

陈伯坛质疑陈修园"六气以次相传,周而复始"的说法。指出:"果尔由一气而二气,势必一日寒,二日燥,三日火,四日湿,五日热,六日风而后可。乃又不明言风寒湿热燥火之递传。"认为这种说法,是"混指三阴三阳之传递"。陈伯坛提出质疑说:"果尔则由太阳而阳明,势必太阳先传遍六经,其余他经之阳明,一日之内,寂然不动而后可。否则太阳自传其本经,其余他经之本经,不止阴阳不动,并经气亦寂然不动而后可。"指出陈修园"不知经气之行,无时或息,安有值日而行之理"。陈伯坛认为,"经中之三阳,只自行其阳。阳不越阳,亦不越阴。经中之三阴,只自行其阴。阴不越阴,阳不越阳";"惟经则由阳过阴,由阴还阳。常有不传,无有不行"。所以张仲景《伤寒论》"不书传经尽书行经尽,不书阴阳行尽,书其经尽"。陈伯坛批评陈修园"泥六气之传,斩截经气之行,是又不惟不识六气,并不识六经"。

（5）"无病则六经顺传""有病则六经逆传"之说为不识经、不识病之举

陈伯坛批评陈修园所谓"无病则六经顺传,由阴而及阳。始于厥阴,终于太阳。有病则六经逆传,由阳而病阴。始于太阳,终于厥阴"之说。质疑其"正病反多于邪病""正病尤逆于邪病""受邪之经不得为主气,无邪之经又主病,又主气,是无邪之经反为主,受邪之经反为宾"的说法。陈伯坛认为,张仲景《伤寒论》原文"显分六经主六病",而陈修园"又于各经之病加六病"。批评他不仅不识经,而且不识病。

（6）以中人伤人之风寒热为病,以中人伤人之浅深微甚生死为证

陈伯坛列举了陈修园不识病的表现:其一,认为"病太阳之气则通体

恶寒，病太阳之经则背恶寒"。其二，认为"寒伤太阳之肤表，风中太阳之肌腠"。其三，认为"三阴寒证直中寒，三阴热证直中热"。陈伯坛对其说法进行如下反驳："夫太阳如至于气病经病，何止恶寒。即未至气病经病，何尝不恶寒。伤寒何尝浅于风，中风何尝甚于寒。肌腠何独不受寒，肤表何独不受风。寒证何止三阴寒，热证何止三阴热。热化何尝尽外热，寒化何尝尽外寒。"指出陈修园强调在风在寒在热，而忽略了三阴三阳，"以为中人伤人之风之寒之热便是病，中人伤人之浅深之微甚之生死便是证"。这种说法不仅不识病，而且不识证。

（三）以经解经诠释伤寒

自《伤寒论》问世以来，历代研究《伤寒论》者不乏其人，研究方法亦层出不穷。以经解经的方法，始创于金代成无己。成无己所著《注解伤寒论》，首开全文逐条注解《伤寒论》之先河，每引《内经》《难经》《神农本草经》等理论，阐释《伤寒论》原文，而成为《伤寒论》注释方法之主干。成无己的注释特点及研究方法，对后世影响极大，是历代医家学习和研究的范本。陈伯坛著《读过伤寒论》，亦受成无己注释的影响，从"太阳篇"起至"痉湿暍篇"止，共十八卷，陈伯坛将其全文做了串解。陈伯坛注释《伤寒论》所采用的方法，亦与成无己《注解伤寒论》基本相同，也是主张用"以经解经"的方法来研究和注释《伤寒论》。陈伯坛注释《伤寒论》的主要特点如下：

1. 以经释论

以经释论，就是以《内经》《神农本草经》《脉经》等著作的观点，来解释《伤寒论》原文。陈伯坛在研究《伤寒论》过程中，一袭成无己创立的以经释论方法，十分注意溯源穷流，认为张仲景著作的理论本源来自于《内经》《难经》，而《伤寒论》"妙能与《素问》《八十一难》诸旧本异其辞却同其旨"（《读过伤寒论·原序》），陈伯坛说："《内》《难》《伤寒杂病论》

可以一揆贯之……凡读伤寒而不能作阴阳大论读者，究未曾读叔和所读之书。"(《读过伤寒论·凡例》)所以，他强调要用《内经》《难经》等古典医籍的理论去领会《伤寒论》的精神。

陈伯坛以经释论，可以从其引文中得到证实。《读过伤寒论》共引 14 家著作，引文次数最多的是《素问》，共 128 处。此外，《灵枢》《本草经》各有 18 处，《脉经》5 处，《难经》2 处。上述所指的是明引，即直接指出书名，而书中暗引的内容则大大超过此数。

陈伯坛注释《伤寒论》，所引《内经》原文范围甚广，涉及《素问》32 篇，涉及《灵枢》11 篇。其中，引用最多的是《素问·卷第九·热论篇第三十一》，计有 36 处，主要阐明伤寒的概念、伤寒分证、治疗大法及其预后转归等。其次，引《素问·至真要大论》13 次，重在解释伤寒的病因病机。此外，引用较多的还有《素问·痹论》《素问·卷第二·阴阳应象大论》《素问·举痛论》《素问·五常政大论》等。如：对太阳病篇"太阳病，发热而渴，不恶寒者为温病。若发汗已，身灼热者，名曰风温……若被火者，微发黄色，剧则如惊痫，时瘛疭；若火熏之，一逆尚引日，再逆促命期"《伤寒论·辨太阳病脉证并治上》的注解，陈伯坛引《素问》释曰："冬伤于寒，春必病温，寒之温也，属个人之病；冬不藏精，春必病温，风之温也，属时行之病。仲景互文见义而两及之。"又曰："无论自汗误汗，一逆尚引日，无论被下被火，再逆促命期，此与伤寒正比例。经谓凡病伤寒而成温者，先夏至日为温病，后夏至日为病暑。温与暑皆得自伤寒，热论已连类及之。本篇未引暑热为陪客，先引温病为陪客，非恐人谓伤寒非温病，恐人谓温病非伤寒。"(《读过伤寒论·太阳篇豁解》)其引证恰当，切中病机。张仲景在《伤寒论》自序中，曾提及参考过《胎胪药录》等书。对此，陈伯坛认为，"药而曰录，则《本草经》亦有所遗。最宜玩者，方下㕮咀二字，匪独以牙代刀之谓，有尝药精意。仲圣可以入口作神农，有调药精意。仲圣可以餂舌成伊尹，是有神农为先导。"（《读过金匮卷十九·说起》）而且《伤寒杂病论》用药 174 种，绝大多数为《本草经》所有，只有少数见于《名医别录》，其用药规律亦与《神农本草经》主治基本一致，由此可知《伤寒杂病论》用药之渊源。基于此，陈伯坛于《读过伤寒论》中每引《神农本草经》来阐释药物的主治功效，阐明仲景用药理论。例如：

解释用以治疗太阳病心阳虚损，心神浮越之心悸烦躁证的桂枝甘草龙骨牡蛎汤方义时说："龙牡非清火也，能镇火耳，《本草》并称其治惊。二物俱得天地之静机，乃阴阳之互根，不为外物所挠，故能航海梯山，殊无障碍。用以镇摄龙雷之火，以静制动，舍龙牡无以易矣。"（《读过伤寒论·太阳篇豁解》）对太阳中风兼太阳经脉不利的桂枝加葛根汤方，则释曰："葛之义，针对项背之葛藤；根之义，拨正阴阳之互根也……葛根入土最深，得土味最厚，《本草》称其起阴气。味"起阴气"三字，正教人物识葛根之真诠。盖起地气以为云，自尔引天气以为雨。一味药能上下其阴阳，已非寻常所可及，尤异在右旋者根，而左旋者纹。更莫名其转圜之妙。即谓手足太阴，首以葛根为更始可也。凡用葛根，皆本此义。"（《读过伤寒论·卷一·太阳篇豁解》）由上可见，陈伯坛引用《神农本草经》原文，阐释了方中加葛根的意义。

陈伯坛不仅以经典理论阐释《伤寒论》，还引用《脉经》《外台秘要》等发扬张仲景学说。不过，从内容上看，陈伯坛引文不甚严格，往往根据需要进行省略，或只引原文大意来证实医理，阐释理论。多为节引方式，亦有部分意引。

2. 以论释论

陈伯坛大量引用《金匮要略》《伤寒论》的内容，来阐释《伤寒论》原文，使之前后相应，互证发挥，血脉贯通。首先，他主张读《伤寒论》应与《金匮要略》合璧而观。张仲景自序明言"为《伤寒杂病论》合十六卷"，而"杂病论云者，即将《金匮》纳入《伤寒论》中，犹乎将针经纳入《素问》卷中也"（《读过伤寒论·凡例》）。指出《伤寒论》与《金匮要略》是"论合卷亦合，分之则书亡"（《读过金匮卷十九·说起》），因此《伤寒论》《金匮要略》两书不应割裂开来，要相互参照学习。其次，陈伯坛主张研读《伤寒论》应从原著入手，而不要被注家拘定眼目。其言"《伤寒》毋庸注，原文自为注"（《读过伤寒论·凡例》）。尝谓"读仲景书当从原文上探讨，勿以注家先入为主所囿"。陈伯坛对张仲景方证立法和应用了然于心，在注解《伤寒论》时每每列举有关方证进行比较，分析其异同，阐发其义理。

《读过伤寒论》中，引《金匮要略》原文共有 128 处，引《伤寒论》文标书名者 2 处，其余大量引文未给出书名。例如：对太阳病篇"淋家，不可发汗，发汗必便血"，陈伯坛注曰："五不可发汗证《金匮》有其四，本条载在淋病类矣。淋有五，曰石、曰砂、曰血、曰气、曰膏，《金匮》只以小便如粟状五字形容之，太息其水谷之精变为粟也。粟状之坚者为砂为石，似精凿而不华。粟状之软者为血为气为膏，似精微而不泽。此精不归化之病形，正如《金匮》所云胃中有热，即消谷引饮。水谷与寒水不相入，但热流下焦而止。热在下焦主尿血，亦令淋闷不通，尿血不言痛者，血未成淋耳。"（《读过伤寒论·卷四·太阳篇豁解》）其解说概念明确，条理清晰，阐发张仲景之旨，融会贯通。再如，解释《伤寒论·霍乱病脉证并治》"吐已下断，汗出而厥，四肢拘急，不解，脉微欲绝者，通脉四逆加猪胆汁汤主之"这条经文时，陈伯坛将与之相关联的方证一一进行比较阐述。他分析说："是又与脉微欲厥同论，非通脉四逆不为功。少阴病脉厥尤可治，本证则当预防其脉厥矣。何以上文仅主四逆汤耶？上两条一则手足厥冷无脉绝，一则脉微欲绝无厥冷。且非吐已下断，正腑病连经之时，非经病连脏之候，故厚集其药力于中州也。四逆汤与通脉四逆之比较，两半干姜则草为君，守中之力余于达外。三两干姜则姜为君，达外之力余于守中也。四逆由中以及旁，通脉则由胃脉通经脉，由经脉通肾脉。脉生于胃而始于肾，交通跌阳少阴，故曰通脉也。虽然，邪不入阴而药力则入阴。倘药力未到，而邪气先窜，势必以少阴为逋逃薮，是驱邪入阴者通脉四逆汤也。加猪胆汁汤主之，神乎神乎！太阳加减法具在，何尝有加猪胆汁乎？人尿取给于三焦，以人尿通调其水道。胆与三焦同气化，以胆汁涤荡其三焦。且胆为中正之官，十一经皆取决于胆，胆气并能折服阴经之乱邪也。人尿和令相得，胆汁人尿皆腑中之资料。后纳则二味先行，令乱邪先受胆尿之气从腑解。缘霍乱乃少阳腑乱，故纵乱邪之出路者以此，杜绝乱邪之去路者亦以此也。又与白通加猪胆汁汤反比例，彼方引真阳以归坎肾，无胆亦可用。本方恐乱邪之入坎肾，未有曰无胆亦可用也。"（《读过伤寒论·卷十六·霍乱篇豁解》）。其行文流畅，层层剖析，铺陈排比，解释透彻。非熟读医论者，岂能有此高见？

3. 以经验经

陈伯坛医术高明，临床经验丰富。其注解《伤寒论》时，既以经解经，又以经验经。其尊古而不泥古，著《读过伤寒论》时，"既不取前贤注释只言片语，亦不采一时风靡之西说，一切解说均独出自胸臆"。对张仲景原文的阐释，其"不管条文错简与否，字句是否通达，不纠缠各派之纷争而以临床实践出发"。陈伯坛认为，张仲景学说"是即教人从没字句之空白处寻出字句来，还向病人身上寻出有字句之书，简直是仲景全集已藏入病人十二经中矣。失病人便是失仲景"。（《读过伤寒论·原序》）所以"须认定正气之所在，对照邪气之所在，息心静气，逐句逐字读伤寒"。（《读过伤寒论·凡例》）这种以实践来检验真理的方法，的确独具慧眼。陈伯坛注释经文，常常结合自己的临床经验，明辨详论，透仲景之旨。如"太阳与阳明合病者，必自下利，葛根汤主之"一条，陈伯坛解释用葛根汤之义："合病则合治，方足尽葛根之长，匪特变通麻桂也，且推广葛根也。"其指出："是证得诸幼龄为居多，俗传乳孩出牙，必自下利者，可与本证参看。以手足阳明脉入齿中，阳明欲反阖为开，当然泻而不存。俟太阴开则阳明自阖，勿治之可也。"并指出医者治疗此证时往往"防患太甚，遇下利动以急当救里为务，致虑中一失"，(《读过伤寒论·太阳篇豁解》)应引以为戒。

　　陈伯坛注释经文，不落前人窠臼，自成一家之言。如在解释"伤寒，阴阳易之为病，其人身体重，少气，少腹里急，或引阴中拘挛，热上冲胸，头重不欲举，眼中生花，膝胫拘急者，烧裈散主之"时，就对历代注家之说提出质疑。他说："本条注家读作男女易之为病也，原文则曰阴阳易之为病。注家谓女病差后传不病之男，男病差后传不病之女。何以冠首不曰病差后乎？且病既差矣，男以何病传女，女以何病传男乎？即传亦不过毫末之余病，何至发生种种剧证乎？"他认为，"书阴阳易之为病，明明太阳病易为少阴病，非指少阴病易为太阳病。太阳篇伤寒二字不胜书，少阴篇无伤寒二字。少阴病三字又不胜书。冠伤寒不冠少阴，阳病易为阴可知。"陈伯坛还举例说明："粤俗向有夹色伤寒之臆说，动以苦寒生草药戕命无算。对于本证，则茫然不知所云。吾姑如其说以破若人之惑。假令为伉俪者立防关，与其警告之曰慎勿夹色伤寒，毋宁警告之曰慎勿伤寒夹色。盖夹色得伤寒，则太阳方受病，而房事已毕，断无阴阳易病之理，作太阳病治可也。惟伤寒再夹色，是将太阳病印入情欲之中，安得不阴阳易位乎？间有因入房而六日死者，乃太少两感证。入房固死，不入房亦死，然亦百不遇一也。其余死于生草药者十之九，不能卸过于闺房之事也。长沙特为带病入房者戒，而以秽亵之物相馈饷，殆有人道之理存焉也。"(《读过伤寒论·阴阳易差后劳复篇》)此论不囿前人之说，密切结合临床，见解颇具创意，令人耳目一新。

陈伯坛治学皓首穷经，临证经验老到，在《读过伤寒论》里用了很多功夫作经文考证，点评伤寒注家的过失。如释麻黄杏仁甘草石膏汤方，陈伯坛曰："方末一本有黄耳杯三字，汪苓友云：想系置水器，吾谓当系量水器，取限制之义。楚人谓限不得曰杯治，可悟二升药大有分寸。初服则气浮于味，尽服则味余于气。取一升之气，留一升之味，非止妨逾量也。"（《读过伤寒论·太阳篇豁解》）再如，解释大柴胡汤方时指出："方下云一方用大黄二两数语，疑属后贤补遗，姑存其说，为强人服大柴者进一解。惟本方当然无大黄，以余邪全非剧烈，一降则下也。末又云少阳之枢，并于阳明之阖，故用大黄以调胃，类修园语，削之。"（《读过伤寒论·卷五·太阳篇豁解》）在解释柴胡加芒硝汤方时也提到："上条两柴胡汤作一汤用，本条一柴胡汤分两汤用。同是变通柴胡汤，而有先后大小轻重之不同，况以他药妄投之乎？注家不明方旨，徒于等分上较量，末附此药剂之最轻者数句，又类修园语气。要其所以轻用之故，皆由其实状不及柴胡证之半，非故为避重也。彼欲为重用汤方者戒，雅不欲没其一见之长，姑照录之云尔。"（《读过伤寒论·太阳篇豁解》）

陈伯坛在《读过伤寒论》最后的注文中总结曰："全论以本条（痉湿暍篇最后条文）为总结，热论亦以暑病为总结。热论以勿止汗为叮咛，本条以汗下加针为叮咛。章法句法，务与热论相吻合，以示其撰用《素问》之微意。长沙圣不自圣，其本原之学可师也。虽然，热论不过医学之萌芽耳。若枝叶蕃茂，庇荫千载以下之病人者《伤寒论》也。苟人人知论内一训一诫，不啻为我病而设。日与其文字相周旋，则仲圣是我临床之神物。无论热可也，寒可也，仲圣必应念而来，行将俯仰遇之也。"（《读过伤寒论·痉湿暍篇豁解》）由此可见张仲景撰写《伤寒论》的理论渊源，以及陈伯坛"以经解经"研究《伤寒论》

的立论依据。

综上所述，陈伯坛研究张仲景学说数十年，颇具独立思考之精神。他自称《读过伤寒论》"非集注体裁，无一句敢取材于注，但求与仲圣之言诠相吻合，方且寻绎《内》《难》《伤寒杂病论》之不暇，何暇搜罗各家之学说，记载各家之姓名"。(《读过伤寒论·凡例》)他诠注《伤寒论》，文理严谨，行文规范，遣词造句，精练含蓄，前后照应，互文见义。陈伯坛串解《伤寒论》，在体例上最显著的特点就是"以经解经"。他强调说："若引用《内》《难》为《伤寒》脚注，觉《伤寒》还超出《内》《难》，《内》《难》复融入《伤寒》，欲征明其处处有来历，必以意逆志而始得，若引用《伤寒》为《伤寒》脚注，觉下条即上条之变相，彼证即此证之陪客，欲征明其笔笔有照应，必互文见义而始详。"(《读过伤寒论·凡例》)据此，其注释经文往往引《内经》《难经》有关阴阳、气化、开阖、标本中气等理论详为阐发，并列举《伤寒论》《金匮要略》有关条文以互文见义；再参合自己的心得见解和临证经验反复阐述，旨在帮助读者理解《伤寒论》的内容，把握张仲景本意。

（四）探讨《金匮》与《伤寒》合观

张仲景《伤寒论》《金匮要略》原为一书。陈伯坛认为，"长沙全集，原序则蔽之以一合字。论合卷亦合，分之则书亡。分卷自叔和始，易十六卷为三十六卷，显与原书有出入。幸在原文无纷更……《伤寒》分卷不分门；《金匮》分门不分卷。"(《读过金匮卷十九·说起》)《伤寒论》《金匮要略》两书条文、理法方药均互相联系为用。如：附子汤在《伤寒论》中主治少阴寒化之痛证，在《金匮要略》中主治妊娠阳虚寒盛腹痛。所以陈伯坛在著书时，将《读过金匮卷十九》列为卷十九，《读过伤寒论》则终于卷十八，两书相应如合壁，读之相应宜互参。

（五）认为《金匮要略》十七句非后人加入

《金匮要略·脏腑经络先后病脉证》云："酸入肝，焦苦入心，甘入脾。脾能伤肾，肾气微弱，则水不行；水不行，则心火气盛；心火气盛，则伤肺，肺被伤，则金气不行；金气不行，则肝气盛。故实脾，则肝自愈。此治肝补脾之要妙也。"此段有六十九字，从句读的角度来说，由十七个句子组成，故后世医家称本段为"十七句"。对此"十七句"，历代医家见解不一，但归纳起来不外以下三种看法：

第一种看法，来自以程云来、徐忠可、吴谦为代表的肯定派。程云来、徐忠可以五行相制学说加以解释。如程云来《金匮要略直解·脏腑经络先后病脉证》云："夫五味入胃，各归其所喜，酸先入肝，苦先入心，甘先入脾……是见肝之病，当用甘实脾，使土旺能胜水，水不利，则火盛而制金，金不能克木，肝病自愈矣。此治肝补脾治未病之法也。愚谓见肝补脾则可，若谓补脾伤肾，肾可伤乎？火盛则伤肺，肺可伤乎？然则肝病虽愈，又当准此法治肺治肾，五脏似无宁日也。伤字当作制字看，制之则五脏和平，而诸病不作矣。"徐忠可《金匮要略论注·脏腑经络先后病脉证》云："此处之论只重救受传之脏，故曰治未病。谓之所以迁延不愈者，如木必克土之类，故以必先实脾为治肝之要妙，即为治诸脏之总法也。是故补母，不如直补本脏之初，而又助其子，子能令母实，则本脏更旺，乃又扶肝木所克之脾土，委曲以制仇木之肺金，谓既虚不堪再损，故以安其仇，为急。"吴谦《医宗金鉴·脏腑经络先后病脉证第一》认为，是五行学说隔二隔三说的具体体现，"上工不但知肝实必传脾虚之病，而且知肝虚不传脾，虚反受肺邪之病，故治肝虚脾虚之病，则用酸入肝，以补已病之肝；用焦苦入心，以助不病之心；用甘入脾，以益不实之脾。使火生土，使土制水，水弱则火旺，火旺则制金，金被制则木不受邪，而肝病自愈矣。此亢则害，承乃制，制则生化，化生不病之理，隔二隔三之治。故曰此治肝补脾之要妙也"。

第二种看法，来自以陈修园、曹颖甫和尤在泾为代表的否定派。陈修园、曹颖甫认为，此文是"述中工谬论"。陈修园《金匮要略浅注·脏腑经络先后病脉》云："是述中工误认克制之说，以为补脾能伤肾……伤肺……为治肝补脾之要妙。"如此"则是治一脏而殃及四脏，恶在肝虚之治法哉。"曹颖甫《金匮发微·脏腑经络先后病脉证》云："述中工谬论，不著紧要。"主张删除。尤在泾认为是"谬添注脚"。尤在泾《金匮要略心典·脏腑经络先后病脉证》指出："酸入肝以下十五句，疑非仲景原文。类后人谬添注脚，编书者误收之也。"需要说明的是，"十七句"的文字与断句，是以日本宝历六年（1756）由日本刻印的赵（开美）刻《仲景全书》为依据的。全国统编本科教材（四版《金匮要略选读》、五版《金匮要略讲义》、六版《金匮要略选读》）都采用了这个版本，只不过是四版有括弧而五版没有。四、五版都加了校勘。到了六版，校勘和括弧全被取消。赵以德所著《金匮玉函经衍义》中，虽亦是"十七句"，但其文中"故实脾"变为"肝气盛"。《医宗金鉴》同此。所谓"十五句"之称，即在十七句中无"心火气盛"和"故实脾"两句，"十七句"和"十五句"在意思上没有大的不同。

第三种看法，来自南京中医药大学金匮教研组编选的《金匮要略译释》，对此持折中态度，认为就《医宗金鉴》"隔二隔三之治"和尤在泾"谬添注脚"之说，都是颇有见地的。

陈伯坛在引用《金匮要略·脏腑经络先后病脉证》第一条原文后，即明确指出："开宗便知是仲圣之原书……注家反疑酸入肝以下十五句，非仲景原文，类后人谬添注脚。又有谓十二句是述中工之误之词，由其看似不顶不接，又己见妄为之接，谈何容易割断仲景之文，中工且不晓，况又其次乎！"（《读过金匮卷十九·原文之首》）由此可见，陈伯坛也是属于推崇

"十七句"之论者。

（六）治卒病注重"风"字

《伤寒论》和《金匮要略》书名均非张仲景自定，而定自北宋儒臣校正医书，时值北宋治平二年（1065），自此多数学者认为，张仲景《伤寒论》论伤寒，《金匮要略》论杂病。张仲景之书名，是《伤寒杂病论》还是《伤寒卒病论》？迄今也并未解决，多有学者争论。

陈伯坛在《读过金匮卷十九》开篇，即说明《金匮要略》所言非杂病，而是卒病。其曰："《金匮》自开卷一路无杂病二字，独卷末标题妇人杂病四字，殆括妇人三十六病而言""卒字是男妇见惯之词，不同杂病惟妇人独具之。"又曰："《金匮》劈头一句曰：上工治未病。未字针对个卒字，防卒病于未病之时。"（《读过金匮卷十九·说起》）对张仲景《伤寒论》原序有"杂病"二字，陈伯坛亦解释说："表示非歧视《金匮》，乃爱礼存并之意。缘《金匮》是卒病之代名词，杂字亦姑如其说以存《金匮》。"（《读过金匮卷十九·说起》）所以《读过金匮卷十九》开卷即言仲景之《金匮》当如《卒病论》读。

风，是人们能直观感觉到的自然界的一种现象，为六气之一。在正常情况下对人是无害的，而且能促进自然界万物的生长和运动。《灵枢·九宫八风》曰："风从所居之乡来者为实风，主生，长养万物。"当自然界风气偏胜，或为非时之邪，或恰袭正气虚弱之体，则风就作为一种重要的致病因素侵袭于人体，引起多种疾病。由风气过胜致病者叫作淫或风淫，也叫贼风、虚风等。

对风邪致病重要性的认识由来已久。《素问·风论篇》曰："风者，百病之长也，至其变化，乃生他病也。"《素问·玉机真脏论》曰："是故风者，百病之长也。"风之所以是百病之始，是由于风的性质所决定的。《素问·风论》曰："风者，善行而数变。"《素问·阴阳应象大论》曰：

"风胜则动。"《素问·疟论》曰："风者，阳气也。"《素问·太阴阳明论》曰："犯贼风虚邪者上受之""阳受风气""伤于风者上先受之。"《素问·至真要大论》曰："诸暴强直，皆属于风。"正是由于风为阳邪，其性善开泄、善动、数变这些特点，使得百病由风而生，顺风而变。一方面，因其开泄作用损伤肌表，为其他病邪侵入打开大门，引起风寒、风热、风湿等病；另一方面，由于其善行多变，而导致许多疾病且见证多端。

陈伯坛根据《金匮要略》中多处论及风邪为患，提出"治伤寒则注重个寒字，治卒病则注重个风字"的观点。张仲景《金匮要略·脏腑经络先后病脉证》曰："夫人禀五常，因风气而生长，风气虽能生万物，亦能害万物，如水能浮舟，亦能覆舟。若五脏元真通畅，人即安和。客气邪风，中人多死。千般疢难，不越三条：一者，经络受邪，入脏腑，为内所因也；二者，四肢九窍，血脉相传，壅塞不通，为外皮肤所中也；三者，房室、金刃、虫兽所伤。以此详之，病由都尽。若人能养慎，不令邪风干忤经络；适中经络，未流传脏腑，即医治之。四肢才觉重滞，即导引、吐纳、针灸、膏摩，勿令九窍闭塞；更能无犯王法、禽兽灾伤，房室勿令竭乏，服食节其冷、热、苦、酸、辛、甘，不遗形体有衰，病则无由入腠理。腠者，是三焦通会元真之处，为血气所注；理者，是皮肤脏腑之文理也。"陈伯坛认为，"若五脏元真通畅，人即安和。客气邪风，中人多死"这段话，揭示了人体生理及卒病的病机。他认为"害物之风多，生物之风少"，《金匮要略》所言疾病虽然有多种多样，但分析其发病原因、传变途径、病位等，不外以下三种情况："一者经络受邪，以入脏腑为捷径，必内风引之入。二者四肢九窍，赖血脉为交通，自有风输通血脉，故通而不塞。若为邪风所操纵，则通到之处无塞，血脉复与之相传，故愈传愈壅。此与入脏入腑尚隔两层，还算有道之风气，不为之内应。不过放弃其皮肤，为外邪所中而已。三者房室金刃虫兽之属，无非客感，所伤者半淫凶之人，有乖常道，不啻借邪风以自杀。"（《读过金匮卷十九·原文之首第一》）

陈伯坛还对《伤寒论》之中风，与《金匮要略》之中风加以分析说："伤寒之中风，是中寒气之标阳；金匮之中风，是中客气之大风。金匮中阴邪之风，和寒湿为一类，虽互见与《伤寒》，究非《伤寒》所谓风；寒伤中阳邪之风，合热燥火为一类，虽互见于《金匮》，究非《金匮》所谓风。治伤寒则注重个寒字，治卒病则注重个风字。求合于阴阳之变化，是治伤寒之手眼。求合于五行之变化，是治卒病之手眼。"

（七）脏腑辨证注重五脏五行之传变

张仲景在《金匮要略》中，确立了脏腑辨证论治的法则。陈伯坛认为，读《金匮要略》要注意理解"传"字。指出"是书开宗明义第一条，仲圣又蔽之以一传字。申言之曰，中工不晓相传，引起第二条血脉相传，流传脏腑两传字，生出入其腠理个入字……盖由皮肤而经络而脏腑，谓之传……举肝病以为例，凡传于其所胜，死于其所不胜者，皆逆传非顺传。宜乎不晓相传之中工，读《伤寒》由止见有传字，读《金匮》则不见有传字？岂知《伤寒》但有经传经，而寒邪不传经，《金匮》则脏传脏，而风邪亦传脏，且可以使经不传，未易使脏不传。"（《读过金匮卷十九·说起》）陈伯坛提出了"金匮脏传脏"的学术观点，主要指除五脏之间疾病的传变关系。除五脏之间的传变，邪气也可以由表浅入内里脏腑，即所谓"风邪亦传脏"。

五脏之中，陈伯坛又特别重视肝和脾，他特举肝脾两脏之间的关系，说明"《金匮》脏传脏"。其曰："知肝传脾一语，太耐人思，肝有肝之部分，脾有脾之部分。何所谓传？如曰肝属木，脾属土，肝胜脾，故木克土，此语更贻人以口实。"（《读过金匮卷十九·原文之首第一》）他认为风气通于肝，与卒病的发生密切相关，且肝气为病每易出现乘脾的传变；而脾为化生之源，脾旺则气血充足，不易受邪，或虽患病亦易康复。即"风之病之始，肝得气之先"，"土为万物之母，从无卒病起于四季常旺之脾"。

陈伯坛提出"伤寒但有经传经……金匮则脏传脏"的学术观点，并举肝脾两脏之关系加以说明。他认为金匮篇首"上工治未病"一段，仲景三提肝之病，两曰实脾，两曰治肝，其本意是以此为例，提醒人们注意五脏之间疾病的传变关系。

（八）对三阴三阳的解释

《伤寒论》中最关键的概念是太阳、少阳、阳明、太阴、少阴、厥阴。在《读过伤寒论》一书中，陈伯坛对三阴三阳进行了深入细致的解释，说明人体由六气到五行，到脏腑，又化出三阴三阳的一系列过程。并阐述了真火、相火、真心等重要的中医学概念，源出于《黄帝内经》而义理深刻。

1. 研究《伤寒论》，着重三阴三阳的关系

陈伯坛认为，张仲景自序中"举《阴阳大论》，凡论不尽之阴阳在其中。简直是仲景之论阴阳为尤大"（《读过金匮卷十九·说起》），故其将《伤寒论》原文亦作《阴阳大论》读。他强调指出："长沙实则以阴阳二字为心法，知阴知阳为眼法，治阴治阳为手法。"（《读过伤寒论·凡例》）并指出："治伤寒则注重个寒字，治卒病则注重个风字。求合于阴阳之变化，是治伤寒之手眼。求合于五行之变化，是治卒病之手眼。"（《读过金匮卷十九·说起》）据此认识，他研究《伤寒论》，着重于三阴三阳的关系；探讨《金匮要略》，着重于五行生克的规律。在《读过伤寒论》中，运用阴阳理论来阐述《伤寒论》的基本概念和精神实质，有许多独到的见解。

如论风与寒的关系，指出："风者寒之阳，寒者寒之阴。阳主开，太阳

之开病为外，外证属中风。阴主闭，太阳之闭病为表，表证属伤寒。"（《读过伤寒论·门径》）即寒亦分阴阳，风寒一体，统一于寒，阴阳之开合决定了中风、伤寒的不同属性。

论脉，陈伯坛指出："十二经之血不是三阴三阳，分阴阳者经。十二经之脉才是三阴三阳，合阴阳者脉。"还指出："凡三阴三阳之病脉，病未愈则脉未愈，病欲愈则脉欲愈。阴阳生则脉生，阴阳死则脉死。"（《读过伤寒论·门径》）论表里，陈伯坛指出："三阳有三阳之表里，三阴有三阴之表里""其余各腑各脏各部分，则曰上曰下曰中曰内，既不称其表，亦不称其里。"但是"从表面透入一层，层层是里，不言里则言内。从里面透出一层，层层是表，不言表则言外。此十二经阴阳离合之表里"。（《读过伤寒论·门径》）

论寒热，陈伯坛认为，三阴三阳均有寒热之证，如阴阳属性不同，则寒热性质有别。"三阳之寒热是阳寒阳热。热者阳之阳，寒者阳之阴。三阴之寒热是阴寒阴热。热者阴之阳，寒者阴之阴。阴阳不可见，可即热以见阳，即寒以见阴"。如"四逆证之寒热之热，白虎证之寒热之寒"。（《读过伤寒论·门径》）论虚实，陈伯坛曰："虚邪不能独伤人……是伤寒已从虚得之，宜乎论内虚状不胜书，实证最难辨。"认为三阳多实证，三阴多虚证，"虚病多而实病少，治虚易而治实难"。因"苟或下之以丸药，是虚以实治，徒然变虚为实，不能运实于虚。倘或灸之以火邪，是实以虚治，追虚则散乱其虚，逐实则散乱其实"。（《读过伤寒论·门径》）

论治法，陈伯坛强调"阳病治以阴，阴病治以阳，识对待而后识治法"。（《读过伤寒论·图形》）他认为张仲景运用汗、下、吐三法，是"以阴阳为手眼，邪在表而阳不得外卫，法当汗。邪在上而阳不得上行，法当吐。邪在中而阳不得居中，法当下"。（《读过伤寒论·读法》）他反对滥用三法，指出："攻下之方，不适用于少阳、太阴、厥阴，只适用于太阳、阳明、少阴。"(《读过伤寒论·门径》)张仲景论中各种治法，其用意乃是为了调和人体阴阳之气，正所谓"阴阳和便是脉和，阴阳更非不药而自和。一法有一法之和，一方有一方之和"。(《读过伤寒论·门径》)。

陈伯坛非常强调阴阳学说在《伤寒论》中的作用。他强调指出："伤寒句句非论阳即论阴，即无字句之处，无非莫可言状之三阳，莫可言状之三阴。知阳者知阴，知阴者知阳。平脉三十字，字字是阴阳。数脉五十息，息息是阴阳。三百九十七法，法法是阴阳。一百一十三方，方方是阴阳。"(《读过伤寒论·门径》)陈伯坛还在《读过伤寒论》中，专设"图形"一章，绘制了十二幅三阴三阳图以解析阴阳之间的关系。

2. 尊崇标本中气之说，阐发六经气化规律

《素问》运气七篇，阐述了自然界六气阴阳消长生克制化的规律。后世医家在此基础上加以阐述发挥，用以探讨人体生理、病机及治疗大法。《伤寒论》六经气化学说的创始人，为清代的张志聪和张令韶二人，尤以张志聪为主。张志聪运用《内经》标本中气的气化学说及天人相应等理论，来阐述《伤寒论》的六经病。其后，陈修园推崇张志聪、张令韶学说，所著《伤寒论浅注》大量引用"二张"的注文，并将六经标本中气与脏腑经络结合起来论述，可以视之为"二张"学术的继续。陈伯坛亦深受"钱塘二张"的影响，《读过伤寒论》学术特点之一，就是对三阴三阳气化学说的发挥。

（1）探讨三阴三阳的实质问题

陈伯坛主要以气化学说阐释六经。他基于《内经》的天人相应思想，探讨《伤寒论》三阴三阳，认为三阴三阳的实质就是人体应天之六气而反映出来的功能活动，是人体气机运动的表现。他解释说："三阴三阳，天与人属公共之美名""风、寒、湿、热、燥、火为六气，在天为岁时之气，在人为脏腑之气。六脏六腑各有其六气之一……六腑之气阳，三阳所从出。

六脏之气阴，三阴所从出""天地之六气，人患之，谓之六淫，谓之六贼。人身之六气，人不患之，谓之阳气，谓之阴气。"（《读过伤寒论·门径》）指出人体六经与天之六气，既相应，又不同。至于两者之间的关系，"六气乃三阴三阳之化始，三阴三阳为六气之化成"。（《读过伤寒论·读法》）陈伯坛还认为，经络脏腑不能等同于三阴三阳。他在阐述六经与脏腑经络的关系时指出"阴阳本气于脏腑，亦还其气于脏腑"，虽然六经之气来源于脏腑，两者关系密切。但因"经络脏腑乃有形不易"之人体组织结构，"三阴三阳是无形活动"之人体功能反映，二者所指范围不同，故不能等量齐观。

（2）阐述三阴三阳气化规律

标本中气理论，是《内经》运气学说的一部分。其核心是六气的变化，可分为标气、中气、本气等，用以说明运气的变化与人体发病的关系，提示治疗的法则。陈伯坛运用这一理论，来分析阐述三阴三阳气化规律。最突出之处，在于他对合化、从化问题的认识，以及对人体三阴三阳在伤寒发病过程中主动作用的阐发。其主要观点如下：

第一，三阴三阳合化论。历代主六经气化说的注家，解释《素问·六微旨大论》"少阳之上，火气治之，中见厥阴；阳明之上，燥气治之，中见太阴；太阳之上，寒气治之，中见少阴；厥阴之上，风气治之，中见少阳；少阴之上，热气治之，中见太阳；太阴之上，湿气治之，中见阳明"这段经文时，大多数认为六经之气的属性是单一的，如以经脉而言，凡互为表里的，在六气则互为中见。对此，陈伯坛却另有主见。他认为三阴三阳的属性并不是单一的，每一经都包含着性质相对立的阴阳二气，从而提出了"三阴三阳合化"的观点。他解释说："标本中见有相得之阴阳，太阳之标之中是阳，本是阴。阳明之标之本是阳，中是阴。少阳之标之本是阳，中是阴。太阴之标之本是阴，中是阳。少阴之标之中是阴，本是阳。厥阴之标之本是阴，中是阳。"（《读过伤寒论·读法》）"气者化之本，化者气之标"。

（《读过伤寒论·门径》）总而言之，"本气中气合化成三阳。本气中气合化成三阴"；（《读过伤寒论·门径》）分而论之，"寒热合化成太阳成少阴，燥湿合化成阳明成太阴，风火合化成少阳成厥阴"。（《读过伤寒论·读法》）这种"合化"的认识，既反映了陈伯坛重视阴阳的思想，也为其提出标本中气"旺则从化"的观点提供了依据。

第二，标本中气旺则从化论。陈伯坛认为，"伤寒只问阳化阴，抑阳化阳。阴化阳，抑阴化阴"。（《读过伤寒论·读法》）"腑与腑合化三阳，脏与脏合化三阴。中见之阴，从化夫阳。中见之阳，从化夫阴"。（《读过伤寒论·门径》）因此，六经从化只分从阳化热和从阴化寒两类。他说："寒从热化，化为太阳之标阳；热从寒化，化为太阳之本阴。"指出三阴三阳从化的规律是，"以阳为旺则从阳，以阴为旺则从阴，阴阳俱旺则从阴亦从阳"；治疗原则是"从寒治热，与阴阳得则从阴；从热治寒，与阳相得则从阳"。（《读过伤寒论·读法》）

第三，三阴三阳主动论。陈伯坛认为，人体六经气化功能正常与否，是伤寒发病的主要因素。他指出，《伤寒论》不是"寒伤论"。因为"寒伤"是"伤寒之被动"，而"伤寒"才是"伤寒之主动"，两者不可混为一谈。从发病性质来看，"凡经络脏腑皆是被动病，三阴三阳方是主动病"。（《读过伤寒论·读法》）

陈伯坛

临证经验

一、方药运用 🦩

陈伯坛悬壶济世五十余载，对《伤寒论》研究颇深，其临证擅用经方。认为张仲景组方严密而不能任意加减，随证加减也不应违背张仲景立方宗旨。但在上述原则之下，也以经方化裁来治疗各类病证。强调处方用药时应根据病情和病人体质灵活加以取舍，敢于突破常规大剂量用药以救治各种急重疑难病证。

（一）经方加减应不悖经旨

陈伯坛认为，对经方的使用要十分严谨。因经方组织严密，君臣佐使，律例森然，故不可任意加减，其常谓"使用经方，以不加减为宜"。但同时指出，如因病情需要必须加减，应考虑与立方宗旨无矛盾方可，否则药的作用反受其牵掣，可能降低疗效，甚至适得其反。因而，在不违背张仲景立方宗旨的前提下，可以灵活加以变通。如其用真武汤加龙骨、牡蛎治疗男子缩阳；用百合地黄汤加竹叶、薄荷治疗脑膜炎；用四逆汤加川椒、防己、茅苍术治疗下腹部肿胀；用小柴胡汤加鲜莲叶治疗感冒夹暑；守白通汤原方不加减治疗新病后膝冷等，效果均相当显著。总之，陈伯坛对张仲景论证立法之精义已了然于心，并能够结合自身临床实践，用古方而不拘泥于古方。

（二）汗、吐、下三法用药法则

汗、吐、下三法，在《伤寒论》和《金匮要略》中应用较为广泛。究其特点，主要可以归纳为"因势利导"四个字。所谓"因势利导"就是根据病邪所处的位置或趋势给邪以出路。病在皮毛，汗而发之，汗法以解在外之邪乃其实质；邪高而实上，因势利导，吐法以导邪上出；邪实在下，因势利导，下法以导邪下出。所谓上者上之，下者下之，外者外解。

陈伯坛阐述了张仲景汗、吐、下三法的用药法则。其曰："邪在表而阳不得外卫，法当汗。邪在上而阳不得上行，法当吐。邪在中而阳不得居中，法当下。营卫未虚，邪又在毛窍，汗之不为逆。宗气未虚，邪又在胸中，吐之不为逆。糟粕已实于肠胃，下之不为逆。"此寥寥数语即点明了张仲景汗、吐、下三法的精髓所在。

（三）"大剂"用药起沉疴

陈伯坛认为，张仲景处方用药的精义，是务使药证相当，并应根据病人不同的体质与病情的需要灵活变通。方剂的分量，应重则重（其用药剂量多至1剂有三四斤），以免因循致变；应轻则轻（如麻黄、细辛之类辛散之品，从未有超过六钱者），适可而止。陈伯坛认为，经方组方严谨，使用经方，应以不加减为宜。而张仲景方往往药味数少，陈伯坛则根据病人实际情况，以重量取效。他认为中药重气不重味，医者辨证宜确，用药宜足，所谓用药如用兵，兵少致败，药轻失机，应重不重，反受其害。因此，陈伯坛敢于突破常规，大胆用药，有"陈大剂"之美誉。据其女儿陈坤华回忆，陈伯坛处方附子常用三两，甚至六两，干姜常用二两，甚至四两，桂枝亦常用一两。上海唐姓患者，素有心脏病，每年都到香港找陈伯坛治病，谓先生所用经方药量特重，如桂枝、生姜之属动以两计。大锅煎熬，药味奇辣，而服之疾辄良已。

（四）吴萸、四逆、真武不能同鼎而烹

陈伯坛认为，"吴萸、四逆、真武不能同鼎而烹，因三方各有所主，不能随便合用故也"。他解释说："若扶地气之陷，四逆汤为无二法门。补天气之倾，白通汤为无二法门。降地气之浊，又吴茱萸为无二法门也。三方鼎峙，而分道扬镳者也。"（《读过伤寒论·厥阴篇豁解》）吴茱萸汤的作用部位以中焦为主，即"澄中原之鼎沸者吴茱萸汤也"。（《读过伤寒论·厥阴篇豁解》）他认为"降浊"是吴茱萸汤的特长，不可以与白通汤、

四逆汤相调用。其曰："独惜吴萸一味，徒负辛温之名。不知者遂合吴萸白通四逆为鼎足，意以为三方可同鼎而烹也。秕糠吴萸也。"（《读过伤寒论·卷九·阳明篇豁解》）陈伯坛在论述四逆散时也曾说道："设长沙不立方，吾恐主真武者十之九矣。真武证何尝非其人或咳乎？彼方加干姜、五味及细辛，本方则不仿真武而仿柴胡。盖邪气射肺而咳，与水气射肺而咳，固自有别也。"（《读过伤寒论·少阴篇豁解》）陈伯坛在对其他汤方进行论述的时候，也常常前后联系，说明方与方之间的区别联系，所以他虽说的是"吴萸、四逆、真武不能同鼎而烹"，实际上乃概指所有方药各有专经，不能随便混用。

（五）妇科用药经验

治疗产后感冒发热，多用小柴胡汤合佛手散。治妇人因惊血崩，用桂枝甘草龙骨牡蛎汤。治阴挺，多用当归建中汤或黄芪建中汤。治白带多，用当归散或肾著汤。治血热痛经，用桂枝茯苓丸合佛手散。治血寒痛经，用当归建中汤；治气滞痛经，用四逆散合佛手散。治产后遍身疼痛，用当归散。治月水过多及痛经，用温经汤等都取得了显著疗效。

（六）儿科用药经验

陈伯坛对小儿麻痘的治疗，以升麻葛根汤与保元汤为通用良剂。升麻葛根汤宜用于麻症，保元汤宜用于痘症。毒盛则加少许连翘、牛蒡子。凡麻痘现于面时，取膨鱼鳃三钱，生姜六大片，大枣六枚，煮糜粥食，连食三天，一洗麻痘之毒而空之。其次取蜂房一块，纳入白豆粉、甘草粉、白蜜各等分，酿满蜂房空洞内，煎水去滓服。麻后或咳或利或瘥，皆余毒未清，宜知柏八味汤加酿蜂房以清余毒以善其后。

小儿体质柔弱，因脾胃虚弱而成疳积。陈伯坛拟订升脾汤供防治之用。凡小儿出现腹满、夜啼、口渴喜饮、食欲不振，或有呕吐症状时，予升脾汤服之多有效。升脾汤方：防党四钱，生黄芪四钱，炙甘草三钱，麦冬二钱（连心打），五味子二钱（连核打破），小环钗四钱，浮小麦四钱，大枣四枚，柴胡四钱，丹皮三钱。此方既能清燥解结，又可补虚培元，故服之多效。

二、经方诠释

（一）方义分析

陈伯坛著作的特色之一，就是对张仲景方的注解和运用。其深悟张仲景立方之真诠精蕴，对经方的理解深刻透彻，有许多精辟独到的见解。

升麻鳖甲汤

升麻鳖甲汤（升麻、当归、蜀椒、甘草、雄黄、鳖甲），出自《金匮要略·百合狐惑阴毒病脉证治》："阳毒之为病，面赤斑斑如锦文，咽喉痛，唾脓血。五日可治，七日不可治，升麻鳖甲汤主之。"又曰："阴毒之为病，面目青，身痛如被杖，咽喉痛，五日可治，七日不可治，升麻鳖甲汤去雄黄、蜀椒主之。"历代医家对阳毒阴毒看法多有不同。多数医家认为阳毒即阳热，血分热盛，故面部红斑著明如锦纹，热灼咽喉故痛，热盛肉腐成脓，故吐脓血。阴毒即阴寒，病邪侵袭血脉，瘀血凝滞，出现面目色青，经脉阻塞，血液流行不畅，故遍身疼痛，疫毒结喉，故作痛。各家之不同观点，如：赵良仁以邪毒在阴经、阳经之不同分阴阳毒，魏荔彤以邪毒深浅不同分阴阳毒，尤在泾以邪之隐著、偏表偏里分阴阳毒，曹颖甫以寒热分阴阳毒。也有医家认为，阳毒阴毒为传写之误，否则张仲景治疗阳毒热毒，何以使用雄黄、蜀椒？治疗阴毒寒毒，何以反而不用雄黄、蜀椒？徐大椿即持此种观点。陈伯坛则认为："阳毒非阳盛则热之谓，阴毒非阴盛则寒之谓也。"又曰："阳毒乃蚀尽其阳，作无阳论；阴毒乃蚀尽其阴，作无阴论乎！"即"阳被毒蚀为阳毒"，而"阴被毒蚀为阴毒"，若"阴阳已丧失，只有阳尽生阴，阴尽生阳之希望"。陈伯坛将此方喻为最后之奇兵，称"升麻有杀百精解百毒之长""鳖甲能去蚀肉与阴蚀""甘草亦解诸毒""当归克充荣血，则药力所过，脉道无腥秽矣"。治疗阴毒以"升麻鳖甲汤去雄黄、蜀椒主之"，是因"雄黄助阴，不能救阴，阴不长则雄黄不适用；蜀椒助阳，适以攻阳，阳不生则蜀椒不适用"。当时，广东省鼠疫流行，名之为"疫核"。陈伯坛认为，其临床表现有类似阴阳毒之处，故借用此方治疗鼠疫，活人无数。陈伯坛说："凡败创遇存亡绝续之交，本方大可借用，我粤移治鼠疫，十者亦疗其过半，夫非长沙方泛应不穷乎？"（《读过金匮卷十九·汉张仲景卒病论卷一·百合狐惑阴阳毒病证治第三》）

小建中汤、黄芪建中汤

小建中汤（桂枝、甘草、大枣、芍药、生姜、胶饴）和黄芪建中汤（小建中汤加黄芪一两半），出自《金匮要略·血痹虚劳病脉证并治第六》："虚劳里急，悸，衄，腹中痛，梦失精，四肢酸疼，手足烦热，咽干口燥，小建中汤主之""虚劳里急，诸不足，黄芪建中汤主之。"小建中汤与黄芪建中汤，在《金匮要略》中主治虚劳。陈伯坛认为，虚劳有微甚之分，黄芪建中汤证就是小建中汤证发展至脾气虚衰的证候。"虚劳大病也，病大而汤小（建中汤），小可敌大耶？胡不主大建中耶？"陈伯坛认为，大、小建中汤有健胃健脾之区别。其言"彼方建（健）胃，本方建（健）脾，有分寸也"。大建中汤（蜀椒、干姜、人参），出自《金匮要略·腹满寒疝宿食病脉证治》："心胸中大寒痛，呕不能饮食，腹中寒，上冲皮起，出见有头足，上下痛而不可触近，大建中汤主之。"主治脾胃虚寒之腹满痛证。陈伯坛认为，"胃气居中而趋下，建之宜力巨"，大建中汤健胃，"入水谷之海，争回气血之大原，以打消上冲皮起为方旨，令气血不为中寒之傀偏也"。而"脾气居中而趋上，宜建之力微"。小建中汤健脾，"对于中央取效小，对于四旁取效大"。黄芪建中汤，即小建中汤加黄芪，"假建外之力以建中，中央取给于四傍，去取在黄芪一味……用以实四肢又如此也"。至于小建中汤与黄芪建中汤，都是治疗虚劳之方，两方调用可否？陈伯坛认为，"虚劳无所谓有余，似可以《灵枢》阴阳形气俱不足一语括之，但不足之中仍有微甚之分"，黄芪建中汤证虚劳程度较小建中汤证为甚，"黄芪非绝无凭藉"，"补虚不离乎据实，必其人有受黄芪之处"。其言"本条除却里证无表证，黄芪又带领外气以补里"。(《读过金匮卷十九·汉张仲景卒病论卷二·血痹虚劳病脉证并治》)

薏苡附子败酱散

薏苡附子败酱散（薏苡仁、附子、败酱），出自《金匮要略·疮痈肠痈浸淫病脉证并治十八》："肠痈之为病，其身甲错，腹皮急，按之濡，如肿状，腹无积聚，身无热，脉数，此为肠内有痈脓，薏苡附子败酱散主之。"此方是张仲景为肠痈脓已成所设。肠痈相当于现在所说的阑尾炎。陈伯坛指出"肠痈多数偏于右者"，驳斥了陈修园"属左方大肠之恙"说。附子为辛热有大毒之品，历来为疮家所忌。对于此方中附子的解释，多数医家认为本证营血虽有郁热，但兼有阳气不足的病机，故轻用附子振奋阳气、辛热散结。陈伯坛则称"附子为金疮主要药，有破癥坚积聚血瘕之长"。陈伯坛还推陈出新，将此方用于治疗痔疮。其解释说："薏苡败酱二味宜作羹服，膳毕食胶饴少许，设不差，借服赤小豆当归散为后盾，令血液从容下归于魄门，便是推陈致新之捷径矣。"陈伯坛除了精通医理外，对药物的形状、颜色、生长特性也观察入微，指出"败酱粤俗名瓜子菜，与马齿苋相类，叶如瓜子，背红者佳，多生土墙及屋瓦上。闽人误以蒲公英代之，未免失实"。(《读过金匮卷十九·汉张仲景卒病论卷五·疮痈肠痈浸淫病脉证并治》)

十枣汤

十枣汤（芫花、甘遂、大戟、大枣），出自《伤寒论·太阳病脉证并治下》："太阳中风，下利呕逆，表解者，乃可攻之。其人漐漐汗出，发作有时，头痛，心下痞硬满，引胁下痛，干呕短气，汗出不恶寒者，此表解里未和也，十枣汤主之。"本证属于太阳中风触发饮邪，停聚胸胁之证。陈伯坛分析此方方义："肥大枣取用十枚。十数居中，和中、补中、定中也，有敷土之义焉。枣愈肥则愈厚其肠胃，且有饴质，取其涵接水气。名十枣汤者，填虚重于攻实也。观其先煮大枣，以厚集其味。另行药末，别捣为散，以各尽其长。芫花散之，大戟运之，甘遂行之，大枣从中左右之。令药末转走两旁，限胁下为界线，蠲逐悬饮，从夹缝中旋螺而下，当然快利。"此方共四味药，其中芫花、甘遂、大戟三味药都用于攻逐水饮，仅大枣一味补虚，张仲景何偏以十枣命名？方中芫花、甘遂、大戟三味药都是峻下逐水药，药力峻猛，故用大枣煎汤调服，以顾护胃气，缓和药性，使邪去正不伤，以其名作方名，就是提示人们攻邪不能伤正。陈伯坛解释本方以肥大枣为主，可见其能充分领悟张仲景立本方之意。十枣汤的服用也别有讲究，如方后注："强人服一钱匕，羸人服半钱。温服之，平旦服。若下少，病不除者，明日更服，加半钱。得快下利后，糜粥自养。"陈伯坛解释说："平旦温服，使药奉阳令而行。下少病不除者明日更服，总不欲浸淫入胃。复酌用于强人羸人，极量亦钱匕半钱匕之间。利后仍糜粥自养，急进水谷，其爱惜中州为何苦。在涤饮方中，实精义入神之极轨。"（《读过伤寒论·卷六·太阳篇韜解》）平旦之时，阳气亦盛，借阳气以助药力。强人羸人身体体质不同，对峻猛攻下药物的耐受力亦不同，因此用量亦应因人而异，且药量应逐渐增加，以免攻伐太过。大下之后，元气大伤，当以"糜粥自养"，借谷气以养正，使邪去而正不伤，此时，胃气尚弱，不可进食不易消化的东西，糜粥则为宜。

真武汤

真武汤（茯苓、芍药、生姜、白术、附子），出自《伤寒论》。其一，见于《伤寒论·辨太阳病脉证并治中》："太阳病发汗，汗出不解，其人仍发热，心下悸，头眩，身瞤动，振振欲擗地者，真武汤主之。"其二见于《伤寒论·辨少阴病脉证并治》："少阴病，二三日不已，至四五日，腹痛，小便不利，四肢沉重疼痛，自下利者，此为有水气，其人或咳，或小便利，或下利，或呕者，真武汤主之。"两条真武汤证起因不同，太阳病篇中的真武汤证实因太阳病发汗太过，致阳虚水泛之证；少阴病篇中的真武汤证，则是少阴阳虚水泛之证。二证起因不同，证候表现上也有偏上偏下、偏外偏内的差异，但病机转归则都是肾阳虚而水气为患。正如陈伯坛所言："诸水皆生于肾。"两证所不同则在于，"太阳用以镇肾即镇水，少阴用以镇水即镇肾"，虽治疗目的有异，但根本都在于温阳制水，因此治疗法则一致，体现了中医异病同治的原则。陈伯坛认为，本方在太阳病无加减，"原方五味，不能任意侵犯"，苓、芍、姜、术、附，每味药都各得其所。方中虽有白术，但不以白术为君。陈伯坛解释说："中土非成为泽国，崇土制水之义可从轻。特地气不升则天气不降，宁轻术而重苓，令水从天上输也。"又言"得生姜温而散，有水之处令其无。水中并无火也，得附子温而守，无火之处可以令其有"。本方在少阴，则有若咳、若小便利、若下利、若呕四条加减。陈伯坛对此的解释也甚为精辟。指出："若咳者加姜、味、辛，脱胎小青龙汤，针对寒气水气两方面，并消息其肺肾，治咳之通品也。若小便利者去茯苓，非恶茯苓之渗利也，不欲促水气之下行，恐水去而余邪不去，宁去苓以缓行其水也。若下利者去芍加干姜，非恶芍药之泄下也，欲促寒气之下行，恐寒不尽则坎阳将尽，宁加干姜以重温其寒也。"又言"若呕者去附加生姜……附子温下焦之阳者也。邪既逆上则治其上，与其用附子以杀其势，不如加生姜以专其力也"。陈伯坛认为，真武汤全方真义，在于姜术。因为术能制水，姜能散水，所以全方苓、芍、附皆可去，唯独姜、术不可去。"姜术对于水气为最的，虽得真武之半面，已见真武之全神矣。"

（《读过伤寒论·卷十三·少阴篇豁解》）

白头翁汤方

白头翁汤（白头翁、黄柏、黄连、秦皮），出自《伤寒论·辨厥阴病脉证并治》："热利下重者，白头翁汤主之""下利，欲饮水者，以有热故也，白头翁汤主之。"白头翁汤证为厥阴热利之证候。陈伯坛认为，张仲景对此证"注意在下重，而非注意在热利也"。因"热利有下重，热邪敢逞其热以压阳气，下焦之阳不升故也"。陈伯坛对本方命名为白头翁汤的解释也颇有新意，其曰："矍铄哉白头翁也！临风偏静，特立不挠。茎小而劲直，草根而木骨。以白头翁命方者，殆老阳扶植少阳之义钦？"方中秦皮"浸水青蓝色，得风木之软化，绕折如回肠，从肠间包裹中见之少阳。少阳得秦皮，如赤子之襁褓"。黄连、黄柏虽为苦降之品，用于此处则可"提升少阳于无形也"。《内经》肠澼亦有热利下重的症状，而此方是否可借用于治疗肠澼？陈伯坛认为："白头翁、秦皮庶可用，连、柏恐与寒白沫有抵触也。"（《读过伤寒论·卷十五·厥阴篇豁解》）可见其对方药的使用十分严谨，对药性已了然于心。

（二）方名解释

陈伯坛不仅对《伤寒论》和《金匮要略》中所有方剂的方义进行了详尽分析，对部分经方的命名也有独到的见解。如：关于青龙汤与白虎汤，陈伯坛解释说："易乾卦云从龙，风从虎，龙虎能役乎天也，动物中之最动者也。龙得春气，故曰青龙。取龙腾而雨降，汗之之义也。虎得秋气，故曰白虎。取虎啸而风至，凉之之义也。"又如：关于白头翁汤，解释说："矍铄哉！白头翁也！临风偏静，特立不挠。茎小而劲直，草根而木骨。以白头翁命方者，殆老阳扶植少阳之义钦？"（《读过伤寒论·厥阴篇豁解》）再如：关于大承气汤，解释说："承气名者，功也而德寓焉。所承者非也，承阳明而已。足阳明胃之湿气，承阳明之中气，受阳明大肠之燥气，承阳明

之本气。此最现成之注脚，何庸求诸别解乎？"（《读过伤寒论·阳明篇
豁解》）

三、杂病诊治

（一）神志病诊疗

神志病证，泛指精神、情志异常而出现的一系列病证。张仲景在《金
匮要略》中，对神志病证诊治论述较多，散见于多篇之中。陈伯坛也有相
应的论述。

脏躁

脏躁，是以精神忧郁、烦躁不宁、哭笑无常、呵欠频作为主要症状的
病证。脏躁的证治，首见于《金匮要略·妇人杂病脉证并治》："妇人脏躁，
喜悲伤欲哭，像如神灵所作，数欠伸，甘麦大枣汤主之。甘麦大枣汤方：
甘草三两，小麦一升，大枣十枚。上三味，以水六升，煮取三升，温分三
服。亦补脾气。"脏躁为情志方面的疾病，临床上比较常见。张仲景在《金
匮要略》中只记载了病名、症状与方药，并没有阐明发病机理，因此后世
对其病机的认识并不一致，特别是对"脏"和"躁"的理解，更是众说纷
纭，未有定论。现简要讨论如下：

1. 脏躁之"脏"的各家认识

历代医家对脏躁之"脏"的认识，可以归纳为以下几种观点：

其一，认为是指子宫。如：清·沈明宗明确指出，此"脏"为子宫。
《沈注金匮要略·妇人杂病》曰："此子宫受邪，上淫肺气之病也。子宫血虚
故为脏躁。"此说受到尤在泾的赞成。尤在泾在《金匮要略心典·妇人杂病
脉证并治》中曰："脏躁，沈氏所谓子宫血虚，受风化热者是也。血虚脏躁，
则内火扰而神不宁，悲伤欲哭，如有神灵，而实为虚病。前《五脏风寒积

聚》篇所谓邪哭使魂魄不安者，血气少而属于心也。数欠伸者，经云：肾为欠，为嚏；又肾病者，善伸数欠颜黑，盖五志生火，动必关心；脏阴既伤，穷必及肾也。小麦为肝之谷，而善养心气；甘草、大枣甘润生阴，所以滋脏气而治其燥也。"由此可见，尤在泾认为"脏"为子宫。其病机为子宫血虚，受风化热。主要涉及心肾两脏，心肾阴虚。

其二，认为是指心脏。如：清·吴谦《医宗金鉴·卷十八·订正仲景全书金匮要略注》曰："脏，心脏也，心静则神藏。若为七情所伤，则心不得静，而神躁扰不宁也。故喜悲伤欲哭，是神不能主情也。像如神灵所凭，是心不能神明也，即今之失志癫狂病也。数欠身，喝欠也，喝欠顿闷，肝之病也，母能令子实，故证及也。"由此可见，吴谦认为"脏"指心脏而言，其病机为情志不遂伤及肝，母病及子，心神受损，病变主要涉及心、肝两脏。

其三，认为指肺脏。如：清·肖赓六《女科经纶·妊娠脏躁》曰："无故悲伤属肺病，脏躁者，肺之脏燥也。"肖赓六认为"脏"为肺脏，病机为肺津亏虚。

其四，认为泛指五脏。如：清·陈修园《金匮要略浅注·妇人杂病脉证并治》曰："妇人脏躁，脏属阴，阴虚而火乘之则为躁，不必拘于何脏，而既已乘，躁则病证皆同，但见其悲伤欲哭，像如神灵所作，现出心病；又见其数欠喜伸，现出肾病。所以然者，五志生火，动必关心阴；脏既伤，穷必及肾是也，以甘麦大枣汤主之。此为妇人脏躁而出其方治也。麦者，肝之谷也。其色赤，得火色而入心，其气寒，乘水气而入肾。其味甘，具土味而归脾胃。又合之甘草、大枣之甘，妙能联上下水火之气而交会于中土也。"由此可见，陈修园认为"脏"为五脏，不拘于何脏。其病机为脏阴受损，特别是心肾阴虚。

2. 脏躁之"躁"的各家认识

对于脏躁之"躁",后世医家主要有以下两种解释:

其一,将"躁"释为症状,做烦躁、躁扰不宁解。如《医宗金鉴·妇人杂病脉证并治》曰:"脏,心脏也,心静则神藏。若为七情所伤,则心不得静,而神躁扰不宁也。故喜悲伤欲哭,是神不能主情也。像如神灵所凭,是心不能神明也,即今之失志、癫狂病也。"清·魏荔彤《金匮要略方论本义·卷下·妇人杂病脉证并治》曰:"妇人脏躁者,必喜悲伤,无所感触,悲哭无常,像如神灵所作,不知非神灵也,乃血虚而津亡,脏空而发躁之证也。"

其二,将"躁"解释为病因,做"燥"解。晋·王叔和《脉经·平咽中如有炙脔喜悲热入血室腹满证》曰:"妇人脏燥,喜悲伤,欲哭,像如神灵所作,数欠,甘草小麦汤主之。"书中称本病为"脏燥",其取"燥"字,体现了作者对于脏躁病因病机的认识。清·陈士铎《辨证录·自笑门》曰:"夫脏躁者,肺燥也。"陶葆荪《金匮要略易解·第二十二章妇人杂病脉证并治》曰:"由于肺津心血俱虚所致。"因燥为阳邪,易耗精血,故又将脏躁之病机衍生为"脏阴不足""精血内亏"等。

3. 陈伯坛对"脏躁"的辨治

陈伯坛认为,脏躁之"脏"为肺,脏躁之"躁"为"燥",辨治脏躁病当重视"燥"字。其曰:"然则燥在肺脏耶,肺本原于西方生燥也……曰悲伤欲哭,肺在志为忧也,肝风之状则善悲,岂非忧伤肺当读如悲伤肝哉。肺又在声为哭,哭不哭不能混视也……随神往来谓之魂,并精而出入者谓之魄,肝存魂,肺存魄……肝有肝之悲,肺有肺之哭,肺惨于肝矣,抑亦悲长于哭也……师言亡阴血虚,已道破胎产妇人之通病,由其肝脏不通于春气所致。师举热入血室证以为例,曰暮则谵语,如见鬼状。下文复申言之曰此皆带下,非有鬼神。可见本条实为像如神灵所作一语而发,一燥字便惹出无奇不有之疑团也。诚以肝者罢极之本，厥阴又为阖，妇人恒有木郁不达、火郁不发之虞，苟肺脏传于其所胜，燥金必实填其风木，是之谓燥胜风，肝脏不燥易为燥，将木行金令，触目如临白刃矣。何以不曰肝脏燥耶？厥阴篇内无燥字，有燥屎之小承气汤证不同论，惟热字则不胜书。若以清燥之品行诸肝，阴燥便是除其热。又脉迟为寒矣，脱令风性纵横，匪特肝乘脾也，且肝乘肺也，夫非相胜之道耶，侮反受邪，不如不治躁之为得。"（《读过金匮卷十九·妇人杂病脉证并治》）陈伯坛根据《素问·阴阳应象大论》有肺"在声为哭……在志为忧"，《素问·宣明五气》有精气"并于肺则悲"等论述，说明肺之功能失调是产生悲伤忧愁之类情感变化的基础。悲、忧皆为肺志，由肺精、肺气所化生，是肺精、肺气生理功能的表现形式。当肺精、肺气虚衰，或肺气宣发、肃降功能失调时，机体对外界不良刺激的耐受和调节能力下降，则易产生悲哀忧愁的情绪。肺失濡润而无故"喜悲伤欲哭"（《金匮要略·妇人杂病脉证并治》）。魄是神的活动形式之一，是一种本能的感觉和动作，藏于肺，由肺所主。肺阴不足，魄无所依，故出"像如神灵所作"（《金匮要略·妇人杂病脉证并治》）之症。

　　陈伯坛在解释治疗脏躁之甘麦大枣汤时，围绕肺躁做如下阐述："存精于肝其谷麦，养肝精是本方真诠。何以舍大麦而取小麦，不君小麦而君草耶？题珠分明在个躁字也。如针对躁字以立方，大麦小麦均不克有其功矣。甘草则味同稼穑，麦又为五谷之长，此外如黍如稷如稻如豆，其次焉者也。一升麦厚集其精英，非用以飨馈肝家为己足也。方下云亦补脾气，句中有眼矣，不曰补肺气，从何收回其燥金，还诸肝脏耶？脾又喜燥而恶湿，假令阳明之燥本无存在，则太阴无中见，不至湿伤肉不止矣。何以不助用焦苦，而后益用甘味之药调之耶？焦苦对脏躁不适用，甘味则以本方为最当……辛以生肺亦无取，法惟举地气之湿以承天，自能引天气之燥而降诸地。不特燥气为肝脏所不容也，亦非肺部所能私……间接补助湿土之不前，不能直接削平燥金太过，湿所以承燥，承乃制故也……故覆诸脏者肺，而生万物者脾。燥金得以从革称者，以有最转化之水谷，能左右之也。盖上为金母，燥金实从土腹中来，更新燥气还诸脾，便是还诸肺。"(《读过金匮卷十九·妇人杂病脉证并治》)陈伯坛认为，甘麦大枣汤虽重在补脾气，但却是通过补脾土而平燥金之太过。

百合病

"百合病"之名，首见于《金匮要略》。其证治方药，《金匮要略·百合狐惑阴阳毒病脉证治》共载有 9 条原文，7 首方剂。

1. 陈伯坛对百合病的辨治

（1）对病名的认识

陈伯坛以百合"取譬肺病之形"，从病机角度对百合病命名做出如下解释："曰百合病者，取譬肺病之形，取譬百脉不朝肺，而合其肺，脉病不由肺不病也，假令肺不受病，则所合者皮毛，能开者肺叶，亦可取譬于百合之覆形，如天威之可懔，独为将军之官所侧目者，肝木不能胜燥金故也，肝开窍于目，目者宗脉之所聚，宜乎操纵宗脉肝为首，而风为从，诚以肝为阳中之少阳，通于春气，少阳起于寅，斯百脉朝于肺。书百脉一宗者，一脉纠缠其百脉，以一合百，包围其肺，在肝脏则侮其所畏者，在风邪则魔高一丈矣。经不云春气在头乎，头之颠顶，有肝部之百会穴在，其牵系百脉也，有至顶至肺之长。"(《读过金匮卷十九·百合狐惑阴阳毒病脉证并治》)

（2）对病位的认识

陈伯坛认为，百合病病位在百脉。其曰："书其脉微数者，是以知病之在脉，脉合阴阳，其脉病即其阴其阳病，除却百脉一宗病，脏无他病矣。夫五脏脉神以为之守，诸药便无凭藉以效灵，可司神灵之幻相，皆由脉神

与心神非合一，变生怪物亦其常，种种病可以无神二字了之。"（《读过金匮卷十九·百合狐惑阴阳毒病脉证并治》）

（3）对症状的认识

百合病症状繁多，变化多端。对其症状，历代医家多以心肺阴虚内热、阴液耗损加以解释。陈伯坛以百脉有病以致五脏成为虚器而无所用来分析百合病的症状病机。其曰："盖五脏皆有五脉，五脉即无形之五行，举五脉可以例百脉，质言之是真脏脉但合而不离，则五脏悉成为虚器。"又曰："书意欲食……复不能食者，脾有意而无所用。书常默然。在声为呼者肝……默然不喜惊呼者，肝有魂而无所用。书欲卧，卧则肾之逸，不能卧为夜不瞑。书欲行，行则肾之强，不能行为昼不精……肾有志而无所用。书饮食或有美时，形食味者也，美味下咽而归于形，美在阴为味。书或有不欲闻食臭时，精食气者也，臭气入于鼻而通于肺，以美在阳为气，气伤精则激刺其魄，并精而出入者魄，肺有魄而无所用……书口苦，心脏其味苦，其类火，露苦不露火，亦可作心病在五脏观也。书小便赤，赤色入通于心，露赤仍非毕露其火也。"（《读过金匮卷十九·百合狐惑阴阳毒病脉证并治》）

（4）对治法的认识

《金匮要略·百合狐惑阴阳毒病脉证并治第三》中，百合病之正治，即"百合病，不经吐下发汗，病形如初者，百合地黄汤主之"。陈伯坛认为，"病形如初"不是指症状如初，"仲师非曰病证如初也"。因百合病本就变化多端，或然证较多，所以也有"不如初者在"。陈伯坛曰："仍有不如初者在。不然，首条四个如字，六个或字，且有三个欲字，三句不能二字，一句不欲字，无非介于如是不如是之间，初时立证，已非坐实，安有一一尽如初耶！"（《读过金匮卷十九·百合狐惑阴阳毒病脉证并治》）《金匮要略·百合狐惑阴阳毒病脉证并治》中，百合病若误以发汗，用百合知母汤治之；若误以泻下，用滑石代赭汤治之；若误以涌吐，用百合鸡子汤治之。张仲景并未说明误汗、误下和误吐后会出现什么症状。陈伯坛以为"口苦"是三条变证的表现，而"小便赤"则是百合病正治的表现。其在百合地黄汤后注曰："百脉本无形，吾谓口苦二字可作上三条之无形观，小便赤三条可作本条之有形观。上三条针对口苦以立方，本条针对小便赤以立方，方能显出无形之形故也。"（《读过金匮卷十九·百合狐惑阴阳毒病脉证并治》）关于百合病的治疗以百合为君，陈伯坛曰："反用百合以开肺，正用百合以合脉，脉合阴阳者也。脉不合是无阴阳，乃百脉分明合，反离其心而合其肺，是失阴阳之离合，欲在脉还原于肾而通会于心，则利用煎取一升五合之泉，故煎法不能少，特为病形如初者立方。"又曰："经吐下发汗也，则口苦是君火之流露，以沟通心肾为方旨。如不经吐下发汗也，则便赤是相火之流露，以安顿坎阳为方旨。上三方从形上生出，对于口苦不伤正，本方从形下生出，对于便赤不留邪。"（《读过金匮卷十九·百合狐惑阴阳毒病脉证并治》）

邪哭

《金匮要略·五脏风寒积聚病脉证并治》："邪哭使魂魄不安者，血气少也；血气少者属于心，心气虚者，其人则畏，合目欲眠，梦远行而精神离散，魂魄妄行。阴气衰者为癫，阳气衰者为狂。"陈伯坛注解说："书邪哭，肺在声为哭也，看似肺哭邪，实则邪哭肺也。肺又在志为忧，忧伤肺，邪祟一若闲视其忧伤也者，加以哭声揶揄之，不哭令其哭，邪祟毋亦呵呵大笑乎！曰使魂魄不安，肺存魄耳，肝存魂也。肺哭泣与肝魂何涉耶？肝在志为怒，在声为呼也，无如其病发惊骇，则敢怒而不敢呼可想矣。况悲胜怒，更无所用其呼乎。但哭则使魂疑于魄，使魄疑于魂，魂魄交恶，则肝不能安其魂，肺不能安其魄也必矣。曰血气少也，血气与魂魄，有如是之关系耶。诸血皆属于心，心者生之本，神之变也，用以充血脉。血气虚则脉气虚，脉气虚即心气虚。心神无定舍，则血神无正轨。曰其人则畏合目，目合乃人卧之时，卧时而血不归于肝，何以追挽肝魂乎！就令欲眠，维时尚未入卧也。曰梦远行，神已离舍矣，于是神有神一路，精有精一路，散而不聚矣。曰魂魄妄行，随神往来之魂，并精而出入之魄，亦亡行于离散之中。凡梦中所遇之人，仿佛相与无相与者此也。夫肾者藏之本，精之处也，精神魂魄无非以脏气为傀儡，皆其造像之梦形，愚弄四脏者也。"（《读过金匮卷十九·五脏风寒积聚病脉证并治》）

从陈伯坛的注解可以看出，他认为五脏均与精神、情志活动有关。五脏藏神理论起源于《内经》。《素问·宣明五气》曰："心藏神，肺藏魄，肝藏魂，脾藏意，肾藏志，是谓五脏所藏。"这里的"神""魄""魂""意""志"，是人之精神意识活动的不同表现形式。对此，《灵枢·本神》解释说："两精相搏谓之神；随神往来者谓之魂；并精而出入者谓之魄……心有所忆谓之意；意之所存谓之志。"在情志方面，《素问·阴阳应象大论》曰："在脏为肝……在志为怒；在脏为心……在志为喜；在脏为脾……在志为思；在脏为肺……在志为忧；在脏为肾……在志为恐。"脏腑在机体生命活动中分担着特定的思维、意念、情感、精神、行为等职能。脏气相合，气血调顺，阴阳相系，则神和志宁，魂魄潜藏，正常的精神情感活动方可维系。否则就会发生相关的病变。

奔豚气病

奔豚病名始见于《灵枢·邪气脏腑病形》："肾脉急甚为骨癫疾；微急为沉厥奔豚，足不收，不得前后。"马莳《黄帝内经灵枢注证发微·邪气脏腑病形》注："及为奔豚，以肾邪渐积而成也，为足不收，以肾气行于足也，为不得前后，以肾通窍于二便也。"因此，《内经》不仅最早提出"奔豚"病名，且指出其病与肾的病变有关。《灵枢》对奔豚的症状虽没有进行明确描述，《素问·骨空论》中却有一些症状的描述与《金匮要略》的奔豚气病颇为相似，如："冲脉者，起于气街，并少阴之经挟脐上行，至胸中而散……冲脉为病，逆气而里急""督脉者，起于少腹……其少腹直上者，贯脐中央，上贯心入喉。此生病，从少腹上冲心而痛，不得前后，为冲疝。"可以看出，《素问》中经脉的循行路径与《金匮要略》的奔豚气上逆范围是一致的，且二者均有"逆气"的症状，《素问》中有"起于少腹""从少腹上冲心"的奔豚类似症状的描述。因此可以说《金匮要略》的奔豚气病源自《内经》。

其后，《难经》将奔豚列为五积之一。《难经·五十六难》曰："肾之积名曰贲豚，发于少腹，上至心下，若豚状，或上或下无时。久不已，令人喘逆、骨痿、少气。"积为有形之病，如《难经·五十五难》所云："积者阴气也，其始发有常处，其痛不离其部，上下有所终始，左右有所穷处。"可知肾积奔豚的致病因素为有形之邪，病有定处，当有包块，发作后包块不会随之消失，奔豚亦不会自行消失，且难以治愈。

"奔豚气病"首见于《金匮要略》，张仲景立专篇论述了奔豚气病的病因和证治。《金匮要略·奔豚气病脉证治》篇载有4条原文，3首方。

张仲景对奔豚进行了比较完整的阐述：第一，明确指出奔豚的症状："从少腹起，上冲咽喉，发作欲死，复还止""奔豚气上冲胸，腹痛，往来寒热"；"气从少腹上至心。"第二，指出情志因素，即惊恐是导致奔豚的主要原因，"奔豚病……皆从惊恐得之"。第三，指出非情志因素亦可导致奔豚的发生，如"发汗后"两条原文指出误汗伤阳可导致奔豚的发生。第四，指出奔豚发生的部位可以有不同，如"从少腹起，上冲咽喉""从少腹上至心""上冲胸""脐下"等。第五，指出了治疗奔豚的方药，如奔豚汤、桂枝加桂汤、茯苓桂枝甘草汤。

《金匮要略》所论奔豚气病病程较短，病源为气，既不同于《灵枢》"足不收，不得前后"的奔豚，也有别于《难经》五积之一的肾积奔豚。虽都有奔豚之名，但病含义完全不同。

1. 奔豚气病与情志的关系

奔豚气病是一种发作性疾病，因发病时气冲如豚之奔突而得名。症见有气从少腹上冲胸咽，发时痛苦剧烈或有腹痛，或往来寒热等症状。多认为其发病与情志关系密切。心藏神，在志为喜；肝藏魂，在志为怒；肺藏魄，在志为忧；脾藏意，在志为思；肾藏志，在志为恐。这些情志活动是以脏腑精气作为物质基础的，而情志活动又是脏腑精气的外在表现，脏腑功能的正常是情志活动正常的保障。情志活动又反作用于脏腑功能，惊则气乱，恐则气下，而致气机紊乱，脏腑功能失常，则邪容易乘虚而入，产生诸种病证。

历代文献也多记载奔豚气病与情志因素有关，如《金匮要略·奔豚气病脉证治》载："奔豚病……皆从惊恐得之。"隋代巢元方《诸病源候论·奔豚气候》曰："夫奔豚气者，肾之积气，起于惊恐忧思所生，若惊恐则伤神，心藏神也；忧思则伤志，肾藏志也。神伤志动，气积于肾而上下游走，如豚之奔，故曰奔豚。其气乘心，若心中踊踊如车所惊，如人所恐，五脏不定，饮食辄呕，气满胸中，狂痴不定，妄言妄见，此惊恐奔豚之状。"可见奔豚气病的发生与情志因素密切相关。

2. 陈伯坛对奔豚气病的认识

（1）强调惊恐在奔豚发病过程中的作用

陈伯坛认为奔豚气病的病因和惊恐有密切关系，人在受到惊吓和恐吓后易患此病。他解释说："惊、怖、悸皆形容心动之词。特惊、怖有感触，心悸无感触，怖状更如神灵所作，所谓巫祝依托鬼神，诈怖愚民者近是。大都火邪构成之环境，长沙谓太阳伤寒者，加温针必惊，已一口道破矣。""明告之曰，皆从惊恐得之，惊恐便是奔豚之未病，却不止属奔豚之未病……。病惊恐而后病奔豚，先病而后逆者治其本，奔豚固逆，惊恐尤

逆……。"(《读过金匮卷十九·奔豚气病脉证治》)

（2）奔豚气病起病急骤

"治未病"是中医学防治疾病的重要原则。中医历来重视治未病，《金匮要略》开篇即言"上工治未病"，要求医者采取预防或治疗手段，防止疾病发生、发展。然而奔豚气病为发作性疾病，起病急骤，起病时"气从少腹起，上冲咽喉，发作欲死，复还止"《金匮要略·奔豚气病脉证治》，尚未窥见未病之端倪便已发病。陈伯坛说："得病以本证为最卒，几无未病之端倪，故快口点奔豚二字，多加一病字"。(《读过金匮卷十九·奔豚气病脉证治》)

（3）奔豚气病与肝肾关系密切

历来医家认为奔豚气病的发病机制与心、肝、肾有关，其上冲之理与冲脉又有联系。陈伯坛认为该病与肝肾关系尤为密切，他从肝肾的角度，对《金匮要略》所述奔豚气病的症状进行了详细分析。

其一，从少腹起，上冲咽喉，发作欲死，复还止。

"书从少腹起，少腹为肝脉所必经，以其循阴股，入毛中，过阴器，抵小腹，明乎其小腹未抵，而先从少腹起也。书上冲咽喉，与喉咙仅隔一部，肾脉循喉咙，挟舌本，肝脉循喉咙之后，上入颃颡，冲咽喉云者，非不冲喉咙也，由喉咙冲开会厌，则冲入咽喉矣，且喉咙者气之所以上下，宗气出其中，其自下而上之气，为宗气所不容，故不曰上气曰上冲……止而欲还，肝者罢极之本，魂之居也，魂还而复守其乡，则罢也"。(《读过金匮卷十九·奔豚气病脉证治》)

其二，奔豚气上冲胸，腹痛，往来寒热。

"本证之腹痛是被动，亦自动，仍属邪正相搏使之然。一面腹痛，一面往来寒热，直以腹地作战场，太阴主腹者也，中央脾土所治地。盖必因惊恐之故，阳气带火郁之邪入于腹，所谓阴疑于阳必战者非欤。毕竟地道卑而受压。其尚有往来寒热之足言者，以太阴之后，名曰少阴，少阴之前，名曰厥阴，的肝肾为后盾，则脾脏虽孤而有邻，夫而后阳并于阴则寒，阴并于阳则热，宜乎往来寒热之玄机，为本证多独具。且地气上者属于肾，地气不上而肾气代为之上，阴者存精而起哑，迫不及待而上冲，显非脾能伤肾，水气不行之比，无如恐伤肾，肾在志为恐，且在变动为慄，看似肾气不微弱，却与微弱等。肝脏又从而惊骇之，肝动则风动，肾气则水动。觉风从地水中生者，水亦从地风中起，形容水乘风势曰奔豚，豚为水畜，其奔放也"。(《读过金匮卷十九·奔豚气病脉证治》)

其三，发汗后，烧针令其寒，针处被寒，核起而赤者，必发奔豚，气从少腹上至心。

"独是既发汗又令汗，显见气门之汗已罄，则汗后反恶寒者意中事，苟误认发汗无效力，而加以烧针，与强责少阴汗何以异乎……同是从少腹起，何以不上冲咽喉部耶？上条仲师写肝气先于肾，肝脉循喉咙之后，横冲咽喉，咽喉者水谷之道也，人绝水谷者死，故曰发作欲死，殆形容肝气走于极端之词，极而复罢，故曰复还止。本证肾气先于肝，至心忧未及咽也，不曰复还止，肾非罢极之本，与肝气先上不同论也"。(《读过金匮卷十九·奔豚气病脉证治》)

（二）肺病诊疗

张仲景《金匮要略》关于肺系病证的内容较为丰富，论述了肺痿、肺痈、咳嗽上气、肺胀及支饮等多种疾病。笔者试从陈伯坛对《金匮要略》肺系病证的注解探寻陈伯坛辨治肺系疾病的思路。

1. 以"咳""喘"辨病

肺系病证主病脏腑相同，都是肺的功能失司；主要症状相似，多具有咳嗽、吐痰、气喘等的共同见症。咳嗽是指肺气上逆，冲击气道，发出咳声或伴咳痰为临床特征的一种病证。历代将有声无痰称之为咳，有痰无声

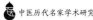

称之为嗽，有痰有声谓之咳。咳、喘既是独立的病证，又是肺系多种病证的一个症状。《金匮要略·肺痿肺痈咳嗽上气病脉证治》条文中多次出现"咳""喘"二字，其中"咳"字出现 13 次，"喘"字出现 4 次，如下："因咳为肺痿"，"其人咳"，"咳即胸中隐隐痛"，"咳唾脓血"，"肺痿吐涎沫而不咳者"，"病咳逆"，"其人则咳"，"咳而胸满"，"咳而上气"（出现 3 次），"咳逆上气"，"咳而脉浮者"，"口干喘满"，"喘不得卧"，"上气喘而躁者"，"其人喘"。如果仅从辨证的角度言，则"咳""喘"已经可以满足关于肺系疾病的辨证论治问题。但肺痿、肺痈、肺胀各自有着自己独有的病理变化或病理过程，并且因为这些独有的病理变化或病理过程，而使得关于这些疾病的病机与治疗具备了各自的特殊性。陈伯坛对张仲景《金匮要略·肺痿肺痈咳嗽上气病脉证治》中有关肺痿、肺痈、肺胀的条文进行总结归纳，从"咳""喘"二症出发，高度概括了肺痿、肺痈和肺胀的区别。陈伯坛指出："肺痿无燥字，肺痈有燥字。肺痿无喘字，肺痈肺胀有喘字。肺痿肺痈皆不渴，肺痿或从消渴始，过此便无渴，肺痈始终不主渴。二证所以迥异于虚劳，虚劳有喘字无咳字，肺痿肺痈有咳字。二证又与虚劳异，肺痿肺痈有病因。问词曰因咳为肺痿，答词先坐实其人咳。肺痿开始是因咳，便与肺痈异。下条则说入肺痈，曰其人则咳，"则"字宜缓读，多一"则"字显非因咳为肺痈也。""肺痿有咳而无喘，肺胀有喘仍有咳，肺痈则分咳喘若两人。趋势在咳，转闭实其喘，有咳无喘者一；趋势在喘，又闭实其咳，有喘无咳者一。"（《读过金匮卷十九·肺痿肺痈咳嗽上气病脉证治》）

2. 强调燥邪在肺系疾病中的作用

肺为五脏六腑之华盖，性喜清肃濡润而恶燥，称为娇脏。肺主气而司呼吸，直接与自然界大气相通，且外合皮毛，开窍于鼻，燥邪多从口鼻而入。燥为秋令主气，与肺相应，故燥邪最易伤肺。燥邪犯肺，使肺津受损，宣肃失职，从而出现干咳少痰，或痰黏难咳，或痰中带血，以及喘息胸痛等。陈伯坛重视燥邪在肺系疾病中的作用，认为由于肺系疾病所致的多种症状皆与燥邪相关。

《金匮要略·肺痿肺痈咳嗽上气病脉证治》第一条有关肺痿病因的论述："问曰：热在上焦者，因咳为肺痿。肺痿之病，从何得之？师曰：或从汗出，或从呕吐，或从消渴，小便利数，或从便难，又被快药下利，重亡津液，故得之。"陈伯坛注释说："肺痿何以不言燥耶？被快药下利，燥金早已陵夷，不燥则没收其喘，亦没收其渴，故无喘渴之足言。"肺痈之病，出现"口中辟辟燥""咽燥不渴"的症状。陈伯坛注释说："若口中辟辟燥，燥则肺用事，又口中为被动，转没收脾液之涎，脾与口若无涉，何以云辟辟耶？频频硬辟近里曰辟辟，形容其燥出于口，而复收入于喉。前口不燥后口燥，燥不满口故不渴。"（《读过金匮卷十九·肺痿肺痈咳嗽上气病脉证治》）

虚寒肺痿，仲景《金匮要略·肺痿肺痈咳嗽上气病脉证治》述："肺中冷，必眩。"陈伯坛说："曰此为肺冷，痿而且冷，冷者落之称。落燥金于坎肾，而虚冷当空，无清高之爽气。曰必眩，与少阴病之头眩浑相若。缘肺中不燥肾中燥，肾恶燥者也。燥气为肾脏所不容，将地气不上肾气上矣。"（《读过金匮卷十九·肺痿肺痈咳嗽上气病脉证治》）咳嗽上气的射干麻黄汤证，《金匮要略·肺痿肺痈咳嗽上气病脉证治》曰："咳而上气，喉中水鸡声，射干麻黄汤主之。"陈伯坛指出："书咳而上气，长沙又一眼看破其燥气在上不在下……燥气上于喉，寒气续上而成声，若鸣禽为之应，故以水鸡声三字暗藏个燥字……咳则燥气上，燥上寒亦上，寒燥相持，激而成声。鸡声云者，殆有气之声者欤！"（《读过金匮卷十九·肺痿肺痈咳嗽上气病脉证治》）

3. 从唾、涎论述肺系疾病与脾肾的相关性

（1）唾、涎的内涵

《素问·宣明五气》云："脾为涎""肾为唾。"唾和涎均为口腔分泌物，因此又叫口液、口水、口津、唾沫、唾液。《辞源》曰："唾为唾沫""涎为口液。"《辞海》则说："唾为口液""涎即唾液。"《简明中医辞典》及《中医大辞典》均明确指出唾、涎合称涎唾或唾涎，是由舌下腺、腮腺、下颌腺等唾液腺分泌的液体。唾和涎看似为同一物，其实两者也是有区别的，即唾液中较清稀的称为涎，唾液中较稠厚的称为唾。

（2）唾、涎与脾肾的关系

①唾、涎与脾肾经脉循行部位相关

唾为肾之液，涎为脾之液，唾、涎的分泌与脾肾两经的循行部位相关。足太阴脾经起于足大趾内侧端，上行挟咽两旁，连于舌根，散于舌下；足少阴肾经起于足小趾下，上行沿喉咙上达舌根两旁。脾肾所主津液沿其经脉上达口腔便成为唾、涎。古代医家早已认识到唾、涎的分泌与脾肾的经脉循行部位相关，如张景岳《类经·宣明五气》曰："唾生于舌下，足少阴肾脉循喉咙挟舌本也。"杨上善《黄帝内经太素·脏腑气液》载："脾足太阴脉，通过五谷之液，上出廉泉，故名曰涎。"张志聪《黄帝内经素问集注·卷四》说："肾络上贯膈入肺，上循喉咙夹舌本，舌下廉泉玉英，上液之道也。"古代医家除了认识到唾、涎的分泌与脾肾的经脉循行部位相关，还认识到唾、涎的分泌与舌下腺体有关，如《经穴释义汇解·廉泉》载："舌根下伴有舌下腺体，津液所处犹如清泉。"

②唾、涎与脾肾两脏相关

脾主运化，开窍于口。脾具有主饮食消化、精微物质吸收、营养物质的化生和输布的生理功能。一方面，唾液源于脾的化生。生成唾液的津液，来源于脾所运化的饮食水谷，高士宗《黄帝素问直解·宣明五气》云："化

液者，水谷入口，津液各走其道，五脏受五谷之精，淖注于外窍而化为五液也。"另一方面，唾液对脾的运化功能又起着促进作用，唾液迎粮纳谷，润泽食物，对饮食物进行初步的消化。唾液作为人体津液的一部分，来源于脾，又受到脾的制约。唾液依赖于脾气的固摄和气化，源源不断地分泌于口腔，既不因进食时分泌较多而溢于口外，也不因进食时分泌较少而口咽失润。所以可以说唾液生成于脾，又受制于脾。

肾主水，具有主持和调节人体津液代谢的重要作用，人体津液有赖于肾中精气的气化蒸腾和固摄闭藏，才能正常输布和排泄，维持其代谢平衡。《素问·逆调论》曰："肾者水脏，主津液。"正是有了肾中精气的气化作用，唾液才能源源不断地上泌润泽口腔，既不因过多而外溢，也不因过少而使口腔干燥。若肾气亏虚，则津液代谢失调，体内一些液态物质可因失摄而形成多涎、多唾以及多汗、多泪、多涕等病。《素问·水热穴论》云："肾者，胃之关也，关门不利，故聚水而从其类也。"所以说肾主水。

肾为先天之本，脾为后天之本。脾之健运，化生精微，输布津液的功能，须借助于肾阳的温煦，而肾中精气亦有赖于水谷精微的不断培育和充养，才能充分发挥其生理效应，两者相互资助，相互促进。因此，唾、涎受脾肾两脏的共同调节。张志聪《黄帝内经素问集注·宣明五气》说："水谷入口，其味有五，津液各走其道，五脏受五谷之津，淖注于外窍而化为五液……液者，所以灌精濡窍者也……五液者，肾为水脏，受五脏之精而藏之，肾之液复入心而为血，入肝为泪，入肺为涕，入脾为涎，自入为唾，是以五液皆咸。"临床上脾虚而致的唾液病变，久治不愈则可及肾，肾虚之多唾，多涎，也常伴见脾虚症状。《杂病源流犀烛·卷七·诸汗源流》载："以唾为肾液，而肾为胃关，故肾家之唾为病，必见于胃也。"所以说唾、涎与脾肾两脏关系密切。

4. 陈伯坛对肺系疾病唾、涎分泌异常的认识

唾、涎异常是肺系疾病常见症状，张仲景《金匮要略》对肺系疾病的论述也多涉及唾、涎的异常。如"肺痿吐涎沫""多涎唾""多唾浊沫"等。陈伯坛认为唾、涎分泌异常与脾肾两脏密切相关，他从脾肾两脏出发，对《金匮要略·肺痿肺痈咳嗽上气病脉证治》中有关唾、涎异常的论述进行了分析阐述。

肺痿有"其人咳，口中反有浊唾涎沫"，陈伯坛说："曰口中反有浊唾涎沫者，不曰喉而曰口，是肺家无分子，肾液化为唾，脾液化为涎，又肺液之涕无分子，显见脾肾不痿肺独痿。肺气不能行使涎唾出喉咙，以口吸之强其上，有不胶黏口中乎！口不应有而为有，故曰反有也。"（《读过金匮卷十九·肺痿肺痈咳嗽上气病脉证治第七》）虚寒肺痿有"吐涎沫"，陈伯坛解释说："曰吐涎沫，未曰唾而曰涎。唾出下焦，其道远。涎出中焦，其道近。宜其涎先于唾也，胡又吐之耶？天气不降，则地气无由上。脾涎虽欲救肺而肺部克受，壅于上焦而上焦亦不受，惟有牺牲涎沫而已。"（《读过金匮卷十九·肺痿肺痈咳嗽上气病脉证治》）

虚寒肺痿有"多涎唾"，陈伯坛解释说："曰多涎唾，脾涎肾唾相迫而来，更多一不能制下之所以然也。"（《读过金匮卷十九·肺痿肺痈咳嗽上气病脉证治》）肺痈有"多唾浊沫"，陈伯坛说："曰多唾浊沫，不曰涎而但曰唾，脾液已罄可知，宜其口干咽燥不能免。所未罄者脏精之处，唾液犹在耳。无如精不归化，则为浊沫。且多唾以竭之，其人牺牲肾液而不自知也。"（《读过金匮卷十九·肺痿肺痈咳嗽上气病脉证治》）

"咳逆上气，时时吐浊"，陈伯坛解释说："书时时吐浊，何以不多吐涎唾耶？早已没收涎唾入肺中，脾气肾气因而上，无如涎唾一变为咳。咳则反格拒其肾脾，致肾脾不克以气争。涎唾将予夺矣，惟有时时以气之浊者供其咳，而肺若无焉。"（《读过金匮卷十九·肺痿肺痈咳嗽上气病脉证治》）

5. 治疗肺系疾病注重祛邪

（1）邪侵是肺系疾病的主要原因

首先，肺为娇脏，不耐寒热，易为邪侵。再者，在脏腑之中，肺位最高，《灵枢·九针论》指出："肺者，五脏六腑之盖也。"可见肺具有覆盖和保护诸脏、抵御外邪的作用。其次，肺合皮毛，开窍于鼻，与外界相通，故最易招致外邪侵袭。邪由口鼻皮毛而入，寒、热、湿、燥等邪均易伤之。虽然肺系疾病与外邪侵犯密切相关，但是禀赋素质有所偏弱也是患病的根本因素。正所谓《素问·刺法论》所述："正气存内，邪不可干""邪之所凑，其气必虚。"老年体弱，肺卫不固，小儿形体未充，肺脏娇嫩，更易为六淫邪气侵袭。

（2）邪气是导致肺系疾病迁延、发展的重要因素

邪气犯肺后会导致体内产生一系列的病理变化，如：气机升降出入失调；津液凝聚成痰成饮；血行不畅致瘀等。肺主气司呼吸，为气机升降之枢、出入之所，主宣发肃降，有通调水道的作用。气机郁阻、上逆则引起咳、痰、喘。气滞血瘀或寒凝、热蕴而成瘀。如此造成痰气交阻、痰瘀内停闭塞气道，或者痰随气升，气因痰阻，相互搏结，壅遏气道，势必喘、哮大作。正如《诸病源候论·上气鸣息候》所言："邪乘于肺则肺胀，胀则肺管不利，不利则气道涩，故气上喘逆、鸣息不通。"随着外邪的屡次侵入、留恋，正邪不断相争，肺气逐渐受损，脾亦受累，久病不已，穷必及肾，最终导致五脏俱损。

（3）陈伯坛认为治疗肺系疾病应注重祛邪

陈伯坛认为治疗肺系疾病应注重祛邪，邪去病方止。《金匮要略·肺痿肺痈咳嗽上气病脉证治》载："上气喘而躁者，属肺胀，欲作风水，发汗则愈。"陈伯坛解释说："曰发其汗则愈，又多一其字。指心液之汗而言，心为阳中之太阳，取其通于夏气也。肺胀乃秋行冬令者也，且有热名

曰风水。水为阴而病在阳，阳受风气，肺又为阳中之太阴，有热即阴水化阳之称。况五行以水气为最坚，关闭其肺，使隔绝其肾，致足少阴脉不能从肾上贯肝膈入肺中，安得不一面喘，一面躁乎！非发汗不能打通其消息……发其从心系上出之汗之为得也。以下文越婢加夏、小青龙加石为张本可矣。"（《读过金匮卷十九·肺痿肺痈咳嗽上气病脉证治》）汗法是指通过发汗解表、宣肺散邪的方法，使在表的六淫之邪随汗而解的一种治法，其本质是通过宣通肺卫肌表使邪有出路，即宣透邪气使邪气从肌表而出。《内经》对汗法的应用也早有论述，如《素问·阴阳应象大论》云："其在皮者，汗而发之。"《素问·热论》云："未入于脏者，故可汗而已……其未满三日者，可汗而已。"《内经》中提出了汗法"辛甘发散""轻而扬之"的特性，并把汗法运用推广到疮疡和水肿的治疗中，如"汗之则疮已""开鬼门"等。因此，汗法本非辛温发汗发散之意，而应是通调肺卫肌表，宣透邪气使之能外出，达到祛邪目的之意。陈伯坛正是领会了《内经》和仲景汗法之意，指出肺胀病"非发汗不能打通其消息"，用发汗祛邪之法治疗肺胀即可治愈。

《金匮要略·肺痿肺痈咳嗽上气病脉证治》载："咳而脉浮者，厚朴麻黄汤主之。脉沉者，泽漆汤主之。"陈伯坛注释说："厚朴麻黄汤主之者一，泽漆汤主之者又一，注家认脉浮为表邪居多，脉沉为里邪居多，两方作为因势驱邪而设，绝不返顾肺气之何往。"（《读过金匮卷十九·肺痿肺痈咳嗽上气病脉证治》）不同的病邪，性质和致病特点不同，其侵犯人体的途径和停留部位也不尽相同。人体正气本身也具有抗御邪气入侵、祛邪外出的功能。所以在治疗疾病的时候，应该根据病邪所停留的部位、病势的发展以及正气驱邪的趋势等特点因素，因势利导，从最近、最方便的途径以驱邪外出，达到在最短时间内治愈疾病的目的。《素问·阴阳应象大论》对因势利导驱邪的方法做出了详细说明："其高者，因而越之；其下者，引而竭之；

中满者，泻之于内；其有邪者，渍形以为汗；其在皮者，汗而发之。"即邪气在肌表，病位在表者，可用发汗透邪之法，使邪气从肌表而外透，随汗而解。邪在里，病势偏上者，如痰涎，宿食或误食有毒之物，可用吐法，引邪上越，使之从口中涌吐而出。邪在里，病势偏下者，可用下夺之法，若邪未成实，可利小便，引邪从小便而去；邪结成实，如实热内结、寒积、食滞、燥屎以及水饮内结成实、虫积等，可用泻下通便之法，导邪从大便而出。所以对于"咳而脉浮者"，不管是表邪或是里邪所致，都要因势利导而驱邪，邪去咳方止。

《金匮要略·肺痿肺痈咳嗽上气病脉证治》载："肺痈，喘不得卧，葶苈大枣泻肺汤主之。"陈伯坛注解说："葶苈大枣泻肺汤主之，认定肺中有痈字，有一线之实气在，泻痈即泻肺也，泻气云乎哉。"(《读过金匮卷十九·肺痿肺痈咳嗽上气病脉证治》)肺的宣发和肃降功能相互作用、相互依赖、相互制约，共同保证了人体新陈代谢的正常进行。二者功能失调或太过或不足，均会导致各种病理变化的产生。"泻肺"法作为肺系疾病基本治疗大法，历代医家均有阐发。《素问·脏气法时论》"肺苦气上逆，急食苦以泄之"的理论，基本上确立了"泻肺"治疗肺病的理论。张仲景对该法做了广泛具体运用，创立了许多名方，如越婢加半夏汤、葶苈大枣泻肺汤、射干麻黄汤、小青龙汤等。《未刻本叶氏医案》记载的叶天士治疗肺脏病的400多个验案中，对肺之宣发与肃降功能失调而出现咳嗽、身热者，均体现了辛凉药中配以宣肃肺气之药的治疗特点。肺痈邪实气闭之证，由于邪热在肺，灼津成痰，壅滞于肺，肺失宣肃，故喘息而不得卧。根据上述肺痈发作的病理病机变化，其治如纯用宣法往往不足以去其肺中滞留的有余之气，若宣泄并用则可使肺中塞实之气上宣下泄，气道得以畅通，肺之正常宣降功能随之恢复。

《金匮要略·肺痿肺痈咳嗽上气病脉证治》载："咳而胸满，振寒脉数，咽干不渴，时出浊唾腥臭，久久吐脓如米粥者，为肺痈，桔梗汤主之。"陈伯坛注解说："书久久吐脓如米粥者，最好消息是个脓字，未成脓还有脓，脓成则死脓无出路。上言咳唾脓血，何尝无脓！至吐如米粥，何尝有脓乎！肺为脓死，脓为肺死，故两死有遁精（情）耳。上条喘不得卧，不吐脓矣。保（煲）无米粥于其间耶，彼证非净尽无脓也。乃脓为水淹，水中有一窍之生气令其喘，得喘又窒其卧，觉喘尤安枕于卧也。本证非净尽无水也，乃水为脓掩，脓中有一窍之生气令其咳，得咳又塞其胸，觉咳若移部于胸也。假令满胸是死脓，咳必罢，满胸是死水，喘亦罢，其米粥之告罄不待言，夫米粥者精气也，脓水亦精气也，受气于肺金之精，白莹如秋色者也。精华尽泄，肺痈亦自生自灭而已。曰为肺痈，跟上脉数实者而言，脉在则脓在，脓在则水在，脓水在则痈在，特留此不成脓之痈脓，请命于仲圣乎。""肺痈之实，非实在肺也。乃实在肺中之二十四空，逼处肺部为痈肿。上言蓄结痈脓者在于是，故初服入腹，无取乎药力环周肺部也。当穿入二十四空中无柄凿，而后肺部受圣药之赐而不觉也。再服则脓血已尽离舍矣。曰吐脓血，不曰吐如米粥，米粥之本色是脓血。脓血遂越过米粥，续出如蚁队，不为其唾为其吐，同是一线膊郁之气使之然。可培桔梗有抽力之潜力，合甘草则施以柔和之手腕，而有凿空之奇，姜枣尚嫌其激刺也。世有能剖验仲师之成积（绩）者乎？"（《读过金匮卷十九·肺痿肺痈咳嗽上气病脉证治》）吐脓如米粥、脓血之类都属于邪，用桔梗汤排脓即祛邪，陈伯坛认为桔梗有抽刀之潜力，甘草有柔和之手腕，而有凿空之奇。

（三）心病诊疗

陈伯坛对心系疾病的诊疗思想主要集中在《胸痹心痛短气病脉证治第九》一篇。

1. 强调"虚"为胸痹病机的关键

胸痹一证，语出《灵枢·本脏》："肺大则多饮，善病胸痹、喉痹、逆气。"张仲景在《内经》基础上做了补充和发挥，在《金匮要略·胸痹心痛短气病脉证治》中对胸痹的病脉证治做了详细的论述，《金匮要略·胸痹心痛短气病脉证治》开篇即言："师曰：夫脉当取太过不及，阳微阴弦，即胸痹而痛，所以然者，责其极虚也。今阳虚知在上焦，所以胸痹、心痛者，以其阴弦故也。"指出了"阳微阴弦"是胸痹之基本病机。

2. 历代注家对"阳微阴弦"的解释

对于"阳微阴弦"的解释，历代注家意见不一。其一认为关前寸部为阳，关后尺部为阴。如吴谦《医宗金鉴·卷二十·胸痹心痛短气病脉证并治》认为"阳微，寸口脉微也，阳得阴脉，为阳不及，上焦阳虚也；阴弦，尺中脉弦也，阴得阴脉，为阴太过，下焦阴实也"。陈修园在《金匮要略浅注·胸痹心痛短气病脉证治》进一步解释说："关前之阳脉微，是阳气虚也，关后之阴脉弦，是阴邪实也，阴邪乘于阳位，即胸痹而痛，所以然者，责其上焦阳气极虚也，极虚则无以为胜邪之本矣。然单虚不为痛，今阳微则为虚。知其病在上焦，究其所以胸痹心痛者，以其阴中之弦，乃阴中之寒邪，乘上焦之虚为痹为痛，是虚为致邪之因，而弦则露其袭虚之本象故也。"其二认为右脉为阳，左脉为阴。如魏荔彤《金匮要略方论本义·胸痹心痛短气病脉证治》云："以左右为阴阳言，阳微必左手也，阴弦必右手也。"其三以魏荔彤为代表，以诊脉指力的浮沉分阴阳，认为脉浮取为阳，脉沉取为阴，即浮取脉微为"阳微"，沉取脉弦为"阴弦"。其四认为"阳微阴弦"不拘于具体脉象，以脉赅病机，如尤在泾《金匮要略心典·胸痹心痛短气病脉证治》云："阳微，阳不足也；阴弦，阴太过也。阳主开，阴主闭，阳虚而阴干之，即胸痹而痛，痹者闭也。"总之，"阳微阴弦"是张仲景对胸痹心痛病因病机的高度概括，指出

"阳微"是胸中阳气不振，上焦阳虚，"阴弦"是阴寒太盛，浊阴内结，瘀血停着之证。由于上焦阳虚，水气、痰浊、瘀血等阴寒之邪乘虚僭居胸阳之位，心胸阳气痞塞，脉络痹阻，遂成胸痹心痛之病，而"阳微"与"阴弦"是胸痹心痛病机不可或缺的两个方面，仅有胸阳之虚，而无阴浊之盛，或仅有阴邪之盛，而无胸阳之虚，都不会发生胸痹心痛。如《类证治裁·胸痹论治》云："胸痹胸中阳微不运，久则阴乘阳位而痹结也，其症胸满喘息，短气不利，痛引心背，由胸中阳气不舒，浊阴得以上逆，而阻其升降，甚则气结咳唾，胸痛彻背，夫诸阳受气于胸中，必胸次空旷，而后清气转运，布息展舒，胸痹之脉，阳微阴弦，阳微知在上焦，阴弦则为心痛……"

3. 陈伯坛对"阳微阴弦"的认识

陈伯坛说："题珠则在个微字，从上文又有六微，微有十八病二语生出，同是微病，而有太过不及之分。胸痹心痛短气为一类，微而不及者是；腹满寒疝宿食为一类，微而太过者是。起下五脏风寒积聚，应上五脏各有十八病，特书师曰：夫脉当取太过不及。脱令无太过不及四字以喻中工，则阳病十八，阴病十八云者，千载下不知其何所指矣。四时五行其数九，太过者九，不及者九，十八即二九之偶数也。《六微旨大论》则曰来气不及，来气有余。《五常政大论》又曰其不及奈何。太过何谓，二说自有玄微之理在，与诊他病之脉证不同论。玩夫脉二字，非但取微脉可知，《内经》四时之脉曰胃微，春胃微弦，夏胃微钩，长夏胃微软弱，秋胃微毛，冬胃微石者，是微脉之当取，亦四时有太过不及之脉，独其气来不实而微为不及，其气来毛而微为不及，无所谓太过之微脉，是病微非尽取脉微，不能读作微阴弦，亦不能读作微字，上有阳字也。末句又曰以其阴弦，何尝多一微字乎？弦是胸痹之正脉又可知也。弦为春脉，法当阳弦，春气不通，故曰阴弦，弦则为减，减则不及。曰即胸痹而痛，五痹明言不痛者，差幸痹论无阴弦脉，不通还有潜痛之处，此不通则痛之所以然。下文五脏病亦有其脉弦三字，同是弦脉，又幸在六微者得之，阴弦未始不可作微弦论，乃微中不及之脉，抑亦不言脉微之所以然。微脉是责其虚，弦脉是责其极虚也。未虚极其虚，阳弦一落于阴弦，以阳气不当胸故。"(《读过金匮卷十九·胸痹心痛短气病脉证治》)陈伯坛明确指出，胸痹心痛短气一类是属于微而不及者，微脉是责其虚，弦脉是责其极虚也。"阳微"和"阴弦"都是指胸痹以"虚"为主的病机。

4. 强调半夏在治疗胸痹中的作用

《金匮要略·胸痹心痛短气病脉证治第九》载："胸痹不得卧，心痛彻背者，瓜蒌薤白半夏汤主之。"陈伯坛指出："前方瓜蒌薤白白酒三味，足以续长短气而有余。特不得卧则肾气之短不待言，心气及背，而不及于肾不待言，有何物能补助肾间之动气乎？有半夏在，心阳通于夏气者也，半夏名者，降下心气留其半，取其下交于肾，始竟瓜蒌薤白白酒之功也……半夏禀夏至之后而生者也，最能耐夏，转移盛夏减其半，大可以半冬名之也。《本草经》称其主咽喉肿痛，手少阴心脉从心系上挟咽，足少阴肾脉循喉咙挟舌本，伤寒少阴病咽中伤，则著苦酒中有半夏，咽中痛则散及汤中有半夏，治咽不遗其喉者，声不出亦受其赐。声出于喉而根于肾也，其咽喉之息息相通者心与肾，所以能息息相通者冬与夏也。半夏宜夏亦宜冬，故以下气见长，是药早为长沙所物色，在伤寒则治咽痛，本证则治心痛，心痛主心所生病，半夏诚中与矣，取其通于夏气也。独是半夏之事不胜书，除《伤寒》《金匮》方中层见半夏者不具论，加半夏三字则郑重言之。葛根汤证不下利但呕者曰半夏，黄芩汤证自下利若呕者曰加半夏生姜，上文咳而上气之越婢汤证曰加半夏，下文干呕而利之黄芩汤证曰加半夏生姜，妇人产后中风之竹叶汤证，亦曰呕者加半夏。加之云者，另眼相看之词也。本方仍以瓜蒌薤白为称者，得毋半夏在可加不加之列耶？非也。同是对于风寒湿痹，诸药不克有其功，对于胸痹，亦以不了了之焉已。不得卧亦为本条所独具，下文四饮中咳逆倚息不得卧之小青龙汤证，半夏之长不可没。本方是出半夏之绪余，以承其乏，得卧亦意中事。大抵长沙制方，多数与立证若离合，且与酒同煎为尤奇，不特半夏不言加，白酒亦不言加，以诸药皆受气于酒，则化有方为无方故也。"（《读过金匮卷十九·胸痹心痛短气病脉证治》）半夏味辛平，性开发。凡辛味之药分为两种，一为辛散，辛散之品性多上升；二为辛开，辛开之品性多下降。半夏之所以以化痰而著称者，即以其有辛开之性味，凡水湿痰涎之结滞而不行者，得此则开通而化之，故医书谓半夏能降逆化痰也。半夏一药在《伤寒论》和《金匮要略》中运用相当广泛，陈伯坛列举了半夏在治疗少阴咽喉肿痛、不下利但呕者、自下利若呕者、咳而上气、干呕而利之、妇人产后中风而呕者、咳逆倚息不得卧中均起着重要的作用。

胸痹之病属于急重证候，而在中医史上，半夏历来也常用于救急。唐代孙思邈《千金要方·卒死》有记载半夏末吹鼻救治"五绝"（一是缢死；二是墙壁等重物压死；三是溺水死；四是睡梦中突然死亡，即梦魇死；五是产后晕厥死）。这种救急疗法，历代医书都曾积极转载推广使用，如唐代的《外台秘要》，宋代的《三因方》及《朱氏集验方》，元代的《卫生宝鉴》等，可见历代医家对此方法之重视。通观各书所载，虽然大多参照《千金要方》之文，用半夏研末，取如大豆许，吹入鼻窍中，但亦有对使用方法有改进者，如宋代的朱佐，在其《集验医方》中，把原来的"取如豆许，吹鼻中"改为"水丸如豆大，纳鼻孔中"，改吹鼻法为纳鼻中熏之，这种方法或许更为便利。再如李东垣的弟子罗天益，特为此方立一方名，谓"复生散"，并曰其："治猝病死、溺死、压死、一切横死，但心头温者救之。"半夏之所以能使横死、暴死者回生，因为这些病人躯体完好，心头尚温，人虽气绝，往往尚处在假死状态中，其心脏为骤停，或虽停而尚有微弱的搏动，此时吹以半夏末则呼吸遂出而脉亦复动而得复生者。因半夏有强心而使心之搏动复起之作用，那么半夏能治胸痹，也有可能是依赖了这种功能而能奏效。此外，胸痹之发病，概括为"阳微阴弦""心阳不振"（《金匮要略·胸痹心痛短气病脉证治》）所致。盖心阳不振则阴邪即可侵心脉。凡阴邪概指痰浊、饮邪、寒气与水湿而言。若得半夏之辛开作用，则水饮痰涎便可开而下降，故胸痹可愈。陈伯坛认为半夏通于夏气，能补助肾间之动气。

5. 强调峻药治疗心痛重症

（1）峻药的含义

所谓峻药，含义大致有三：一者，《内经》所谓"大毒之药"，又称为"虎狼药"者，如大戟、甘遂、芫花之类；二者，虽无大毒，但药性偏峻，可称为"霸道"者，寒如石膏，热如附子，攻如大黄，辛如麻黄等，但此类药毒性或大，药性或峻，用之不当则可致人性命，绝非常医所擅为。三者，药性虽平和，但用量特重，超于常量多倍者，也可视为峻药，如黄芪用至 300g，绝非通常所为。医史上有些名医擅用某种药物，剂量恒重，超过常视，以致形成一种鲜明的用药特色和独特的学术风格，这常常是其成为名医的重要因素。例如，清代擅治瘟疫，创"清瘟败毒饮"名方者余师愚，擅用石膏，有"余石膏"之称；晚清蜀中名医郑钦安擅用姜附等热药，有"郑火神"之称；上海祝味菊擅用附子，有"祝附子"之称等。

（2）峻药的应用

一般而言，平常之症当用平和之药，无须峻药重剂，否则药重病轻，诛罚无过，可能偾事。但当大病重症之际，则非寻常药剂所敌，而需峻药重剂方能奏效，喻嘉言所谓："大病须用大药"（《寓意草·答门人问州守钱希声先生吐血治法》），王孟英亦云"急病重症，非大剂无以拯其危"。名医杨华亭则言："唯能用毒药者，方为良医。"宁波名医范文甫以擅用峻剂著称，尝言："医之运用古方，如将之使用重兵，用药得当其效立见。"他辨证准确，用药果断，如用越婢汤治风水，麻黄常用至18g，治小儿麻疹闭证竟用至24g，用急救回阳汤，附子常用45g，闻者骇然。范文甫行医乃南方热带之地，如此大剂应用麻黄、附子等热药更属非常，沪上名医徐小圃（亦善用麻黄，有"徐麻黄"之称）颇为叹服。时医有讥其用药太峻者，范文甫大言："不杀人不足为名医。"意谓不善用峻烈药者，不足以成名医。他对危重病症用药大胆，常能力挽狂澜，顿挫病势。与此相反，每逢大病重症，处方只尚平和，不求有功，但求无过，药轻病重，只能误事，也是不负责任的态度。清·王三尊就说："吾观今之医人，见解不透，恐瞑眩之剂用之不当，立刻取咎，姑取中平药数十种，俗号为'果子药'，加以世法滥竽众医之中，病之浅而将退者，适凑其效，不知此病不服药亦痊。若病之深者，适足养虎贻患也。"

（3）峻药使用原则及注意事项

①君药剂量宜大。目前临床应用经方，每味皆10余克，无君臣佐使之分，则经方疗效难以发挥。已有资料表明：酸枣仁汤之酸枣仁、泽泻汤之泽泻、乌头汤之川乌，用至30～50g方获显效，炙甘草汤中炙甘草，非重用不足以补虚复脉，作为君药，剂量不到位是难解决主要矛盾的。

②病情危重时剂量宜大。仲景面对来势凶猛之伤寒大疫，必然要求立方贵精贵狠，所谓"乱世用重典，重剂起沉疴"，方能挽狂澜于倾倒、扶临危于即倒，也只有量大、药简，方能力专效宏，才最能阻断病势传变，挽救危亡。如果剂量过小，则杯水车薪，无济于事。用药剂量减少，药味就会增多，清人顾炎武在《日知录·医师》中，以官多乱将多败之理形象论

及此事："夫病之与药，有正相当者，惟须单用一味，直攻彼病。药力既纯，病即立愈。今人不能别脉，莫识病源，以情臆度，多安药味，譬之于猎，未知兔所，多发人马，空地遮围，冀有一人获知，术矣疏矣。假令一药，偶然当病，他味相制，气势不行，所以难差，谅由于此。"都说明用药在精不在多。

③辨证准确而屡治无效者宜重剂应用。这种情况多属病重药轻，或患者服药产生了耐药性，需重剂用药方获显效。昔孟河命医陆仲安治吴佩孚牙痛，前医用白虎汤数剂不效，陆至，将石膏由8钱改至8两，服1剂而痛止。

④体质壮实者剂量宜大。年轻、体质壮实者，其机体反应性强，感邪程度也较深，故用药剂量宜大。如《伤寒论·辨太阳病脉证并治下第七》十枣汤的用法为"强人服一钱匕，羸人服半钱匕"；四逆汤也要求"强人可大附子一枚，干姜三两"。尚有通脉四逆汤等都提倡强人剂量宜大的用法，值得参考。用药剂量大，则毒副反应亦大。因此，重剂用药应遵守仲景"中病即止"的原则，以少量递增为宜。正如《神农本草经·序》曰："若用毒药疗病，先起如黍粟，病去即止，不去倍之，取去为度。"

（4）乌头、附子服法及配伍

附子、乌头辛热，有大毒，使用时应注意服用方法及配伍解毒药同时应用。

①服法

乌头、附子宜久煎，否则易发生乌头碱中毒；饭后服药，可延缓吸收，又能保持长久疗效；开始时宜小剂量渐增服用，既可防止乌头碱中毒，又有利于摸索有效的治疗量。

②配伍

其一与蜂蜜同用：蜂蜜甘平，滋脏润燥，缓急解毒，若与乌头同用，可解其燥烈之性，又可提高乌头的疗效，降低乌头的毒性反应。因此，仲景方凡用乌头者，皆以蜂蜜另行先煎乌头，如乌头煎等；凡方用乌头为丸者，皆以蜜为丸，如乌头赤石脂丸、九痛丸、赤丸等，以缓附子之毒。

其二与甘草同用：甘草味甘，调和诸药，益气解毒。甘草与附子同用，可缓解其辛温燥烈之性，与蜂蜜功用相同，故凡蜜丸之剂无甘草。如乌头桂枝汤、麻黄附子汤、桂枝去芍药加麻黄细辛附子汤等，皆与甘草为伍，以解附子之毒。故《景岳全书·本草正》云："附子之性急，得甘草而后缓；附子之性毒，得甘草而后解。"

其三与酸味药同用：如乌梅丸，乌梅味酸，与附子为伍，可制约附子之毒。

其四与咸味药同用：如黄土汤中，灶心黄土味辛咸，与附子为伍，温中燥湿，止血解毒；盐味咸微辛，解毒，凉血润燥，与附子为伍共奏散风寒止痛之功，如头风摩散方。

6. 陈伯坛的认识

《金匮要略·胸痹心痛短气病脉证治》载："心痛彻背，背痛彻心，乌头赤石脂丸主之。"陈伯坛注释说："心痛彻背，上文亦已言及之，不过未说到背痛彻心耳。看似一处痛，聊胜于两处痛也。不知痛无已时，必彻无止境。彼亦未必有至背即散之便宜也。假令旋彻而旋罢，则暂时彻痛无问题。若没收其痛入背里，几不知其心之何往者，盖必背后有邪在，牵长背痛过于胸，亦牵长胸痹过于背，痛与痹相交代，于是痹为痛所掩，上言胸背痛，不言胸背痹者，虽堪在痛不在痹也。本证又曰背痛彻心，无非为心痛彻背四字翻出一病形，非本证剧于彼证也。彼条曰不得卧，设也一微而其痛若失，奚至不得卧乎！顾同是背也，背者胸之府，何以背痛不彻胸耶？背痛非由胸痛而来，得诸心者还诸心，不离乎胸痹心痛一而二。然则与胸痹无涉耶？非也。胸痹而痛责其极虚也。本证又责其极寒，痹论谓痛者寒气多也，有寒故痛也。言痛不言痹，征明其寒痹用事，寒气所过无往非痛，即无往非痹也。胸部之寒如积雪，致胸脉不行于背，背脉不行于胸，是上焦诸阳无通路矣。止有一线之心脉，不能合百脉以行，惟有绕折外经，至背膂而即返。其所以彻前彻后者，痛为之也，心亦无辜矣哉。治之奈何？差幸其人非苦病心，心虽冒寒而不伤，诚以心为阳中之太阳，通于夏气，不通则痛，如以冬日蔽塞在寒带之中而已，惟有更新其赤道，易寒带为热带，则冬而夏矣。乌头赤石脂丸主之……本条立方，取横不取竖也。何以命方不曰附子赤石脂丸耶？附子治切痛耳，对于彻痛则微嫌其走也。乌头守力大于附，制止彻痛者也，与附子各有专长，何以下文赤丸有乌头无赤石脂耶？彼方主寒气厥逆耳，无取赤石脂之填补也。本方则续长其心气，令与赤道浑相若，不啻以赤石脂载诸药而行，椒、姜、附之驱寒不具论。惟方下曰先食，而后服一丸，取其留守膈上可知。又曰日三服，已服三丸矣，犹曰不知，稍加服，寒气多则不知矣，稍加服之者，治六微病则宁为不及，毋为太过之意也，若骇视五味药不敢行，则失方旨矣。"（《读过金匮十九卷·胸痹心痛短气病脉证治》）

"心痛彻背，背痛彻心"的临床特点是心窝部疼痛牵引至背，背部疼痛又牵引到心窝，形成心背相互牵引的广泛性疼痛症状。痛势急剧而无休止，甚者可伴有四肢厥冷、冷汗出、面色苍白、脉沉紧等，这是因为阴寒痼结、寒气攻冲所致。阴寒痼结之意一定是病情迁延日久了，不是一两天的问题，而是久久得之，经久不愈。正如陈伯坛所言："胸部之寒如积雪。"乌头赤石脂丸将乌、附、椒、姜等几味大辛大热之品放在一个方子里。方中炮附子与炮乌头同用，乌头的使用一定是在炮附子止痛力不能控制症状的情况下，出现了肢冷汗出，疼痛剧烈，必须要请上乌头发挥它的散寒止痛作用，才能达到缓解病情的目的。附子和乌头虽属同类，但其功用略有不同：乌头长于起沉寒痼冷，可使在经的风寒得以疏散；附子长于治在脏的寒湿，能使在里的寒湿得以温化。一个善治经络、肌肉之寒湿，一个善治脏腑之寒湿。由于本证阴寒邪气病及心背内外脏腑经络，故将乌、附同用于一方，以加大振奋阳气、峻逐阴寒的力度，速达寒祛痛止的目的。嫌乌、附的力量还不够又加了蜀椒、干姜这样的辛热之药温中散寒。大辛大热之品联合协同发挥作用，所以这个方温阳逐寒止痛之力极强。乌头、附子、蜀椒、干姜这几味大辛大热之品一起使用，起"更新其赤道，易寒带为热带"的作用，使"冬而夏矣"。这么多的辛热之品偏有毒性，赤石脂在这里有"续长其心气"的作用。

《金匮要略·胸痹心痛短气病脉证治》附方："九痛丸：治九种心痛。附子三两（炮），生狼牙一两（炙香），巴豆一两（去皮心，熬，研如脂），人参一两，干姜一两，吴茱萸一两。上六味，末之，炼蜜丸如桐子大，酒下。强人初服三丸，日三服；弱者二丸。兼治卒中恶，腹胀痛，口不能言；又治连年积冷，流注心胸痛，并冷冲上气，落马坠车血疾等，皆主之。忌口如常法。"陈伯坛注释说："本方非《外台》所创，惟九痛二字，尚合古医经之病名，盖指四时五行病，当有九数，例如《灵枢·厥病》所云厥心痛者五，一名肾心痛，一名胃心痛，其余脾心痛、肝心痛、肺心痛、真心痛共四条，兼举胃心痛者，与旦发夕死、夕发旦死之真心痛不同论也。五痛皆可治者也，其在四时之痛，因其旺时而动则可治，非其时则死，此等大寒大恶之痛病，非乞灵于生狼牙巴豆不可矣。狼牙即生草乌头，巴豆为温下品，用以佐大热大毒之附子，行使气味辛温之干姜吴萸，仅得人参一味，载之以补五脏，经谓毒药攻邪，十去其六，在制方者可以自豪，孙奇辈未免礼失而求诸野。中工毋温取之以治六微病也。方下云强人初服三丸，弱者二丸，比较服乌头赤石脂丸曰不知，稍加服，何尝有强人弱人之分乎！曰兼治卒中恶，可谓对病发药，无负此丸矣。又曰腹胀，口不能言，或脾心痛者庸有之，胡不仿厥治所谓如以锥针刺其心，心痛甚者乎？又治连年积冷，流注于心胸痛，二语即下文阳中有阴、当下有寒之注脚。讵必本丸才有效乎！曰并冷冲上气，落马坠车血疾等，殆移陈六味药之灵，非舍此之外别无方也。皆主之云乎哉，毋字谓主治种种寒痛病，有常法，不必有常方，仍不失为治五脏者半生半死也。"（《读过金匮卷十九·胸痹心痛短气病脉证治》）

九种心痛，是泛指多种原因引起的心胸及胃脘部疼痛的病证。即陈伯坛所说"盖指四时五行病"，陈伯坛认为："此等大寒大恶之痛病，非乞灵于生狼牙巴豆不可矣。狼牙即生草乌头，巴豆为温下品，用以佐大热大毒之附子，行使气味辛温之干姜吴萸，仅得人参一味，载之以补五脏。"全方重用大辛大热之品，为攻逐寒实积滞之剂，适宜于阴寒实邪结聚而引起心胸、胃脘部位疼痛的病证，对于心脾虚弱或邪热内闭的痛症则不适用。

（四）肝病诊疗

陈伯坛对肝系疾病的辨治也很有特点，相关诊疗思想主要集中在对《金匮要略》黄疸、肝着等条文的注解。

1. 强调肝为少阳的作用

（1）肝为阳中之少阳，通于春气

《素问·六节藏象论》云："肝者，罢极之本，魂之居也，其华在爪，其充在筋，以生血气，其味酸，其色苍，此为阳中之少阳，通于春气。"指出肝与春天的气候相通应。

《内经》"肝气通于春"的理论是源于"五脏应四时，各有收受"的天人相应观。这一观点认为，人生活在自然界中，人体五脏的阴阳属性及气机升降潜藏的调节与四时之气的阴阳消长相互通应。自然界四时阴阳消长是万物的根本，顺应自然界春生、夏长、秋收、冬藏的时序变化，人体内必然有相应的调节系统起主要作用，于是古人借助阴阳五行学说把在解剖

基础上发现的五脏六腑及在长期临床实践中发现的脏腑生理病理功能与自然界四季气候生化特点巧妙地加以对照参合从而发展出了完善的时间科学体系——四时五脏阴阳理论。如"肝的疏泄，心阳的温煦，肺的肃降，脾的运化，肾的封藏"等概念都是在与季节对比中通过阴阳五行类比产生的。《内经》从五行的特性出发，把人身中具生之性的调节系统皆属肝；具长之性的调节系统皆属心；具收之性的调节系统皆属肺；具藏之性的调节系统皆属肾，并分别与主生的春、主长的夏、主收的秋、主藏的冬相通应。

《素问·阴阳类论》说："春甲乙青，中主肝。"春天处于冬至一阳生和夏至一阴生之间，是四季之始。春季时，阳气萌动，地气上腾，大地复苏，万物欣欣向荣，即《素问·四气调神大论》所说"春三月，此谓发陈，天地俱生，万物以荣"，但是又尚未达到繁茂之势，前人以"少阳"喻之，正如张景岳《类经·藏象类》所说："木王于春，阳犹未盛，故为阳中之少阳，通于春气。"五季之气，五脏应之，肝主升发条达，它是人的生命源泉和动力，与春天之象相应，在五行归类中属于木，故亦属于少阳。《万氏家藏育婴秘诀·五脏证治总论》曰："肝属木，旺于春，春乃少阳之气，万物之所资以发生者也。"因此，自然界万物的生、长、壮、老、已的变化规律，都是先从春天发生之气开始的。人于气交之中，也必须顺应这个规律，故肝阳应春生之阳气，而主升发。肝脏的生理调节功能与春季的气候生化特点相似，作为中医藏象学说中的肝并非解剖学的肝脏，因其具有阳气升发之特性，可以说机体中凡具有升发、升散之特性的功能与状态皆具有肝之属性。

（2）肝的生理、病理特性

"肝主疏泄"是对肝脏生理功能的高度概括，其作用是维持全身气机的升降出入，以推动血和津液的运行，其生理特性是主升、主动，这主要表现在饮食物的消化、吸收，气血的生化、运行过程及情志活动中。饮食物受纳于胃，经过初步消化，由脾上升心肺，变化为营为血，以及营血在脉管内的正常流动，都有赖于肝的疏泄和升发。同时，人的精神情志活动，也与肝的疏泄功能密切相关。如肝的疏泄、升发不及，一方面，脾的运化功能失常，气血乏源，另一方面，由于气机不畅，表现为营血运行阻滞和情志不畅。反之，如果肝的疏泄、升发太过，则出现郁而化火和上扰等病变。《素问·脉解》云："少气善怒者，阳气不治，阳气不治，则阳气不得出，肝气当治而未得，故善怒。善怒者，名曰煎厥。"《素问·生气通天论》曰："阳气者，大怒则形气绝，而血菀于上，使人薄厥。"又如清代叶天士、王旭高等提出的肝病三纲辨治学说，认为肝气有余便是火，肝火上升，阴伤阳动，又能化肝风，这些都从另一方面说明"肝为阳中之少阳"。

肝主疏泄和藏血是肝的主要生理功能。在当旺的春季，并不是肝脏的所有功能都增强，而是与肝木升发特性相一致的功能，即肝的疏泄功能增强，尤其是肝阳之气的升发作用尤为明显，并且处于主导地位，发挥着对自身及其他四脏重要的调节作用。

①肝脏通过调控自身以顺应春升发之性

其一，调畅气机以顺应春之升发。

肝主疏泄包括肝气具有疏通、畅通全身气机，进而促进精血津液的运行输布、脾胃之气的升降、胆汁的分泌排泄以及情志的舒畅等作用。其中关键在于肝气对全身气机的调节。春季万物复苏，阳气升发，肝之疏泄功能增强，肝气顺应春天升发之气而向外向上，机体气机运行亦随季节阴阳消长变化而呈上升之势，使机体气血运行趋于上，津液代谢亦相对向上向外。

其二，调节肝藏血以顺应春之升发。

肝主疏泄与肝藏血是肝脏相反相成的两个方面，肝藏血的功能包括贮藏血液和调节血量，肝藏血调节血量主要受肝主疏泄的调节。肝旺于春，并非肝的所有功能在春季都增强，而是在当令之季，其疏泄功能相对增强，而藏血功能相对较弱，这是肝气应时而变适应性调节的结果。冬季主藏，冬季肝以藏血为主，肾藏精以化血，血归于肝，春季顺应肝升发之气，肝以调血为主。正如《素问经注节解·五脏生成篇》所说"人动则血运于诸经"，说明春季人们的活动增加，机体所需热量增加，借助肝脏气机升发运动，大量血液从肝中输出到达全身各个部位以供机体各组织的生理需要。

②肝脏通过调控五脏以顺应春季升发之性

肝脏在春季起着主导的调节作用，其他各脏在肝的统一支配下协调配合，共同完成机体适应春季外界环境变化的适应性调节。《素问·水热穴论》说："春者木始治，肝气始生……夏者火始治，心气始长……秋者金始治，肺将收杀……冬者水始治，肾方闭。"强调五脏分主五时，在春季，肝起主要的调控作用，显示出调节的主导性。其他四脏都必须配合肝以气机升发为主。

其一，肝对心的调节。肝主疏泄调节血液运行，在春季肝的疏泄功能增强，肝气升发，木生火，火气转旺，心的功能渐旺，心气向上运行，气行则血行，血脉畅达，上荣于面及外周。如秦昌遇《幼科折衷·五脏补泻之法论》："肝者心之母，肝气通则心气和……"春季肝阳升发，血液容量增多，循环加快，血随气上以养髓海，故性情开朗，心情爽朗。顺应自然界"春生夏长"之规律，春季需激发阳气之升腾，即所谓"春夏养阳"，阳气充盛，促进气血津液运行，以满足机体生长发育和代谢之需。故春季人们户外活动逐渐增加，面色也非冬季之面白而干，开始红润，神清气爽。

其二，肝对肾的调节。肾藏精，精满则泄，泄精是肾藏精功能与肝疏泄功能共同完成的。冬季肾以贮藏为主，肾精藏于肾而不外泄，故生殖能力下降。春季之时，肝主疏泄功能增强，肝阳旺盛而升发，故肾阳蒸腾气化功能加强，使肾中所藏的生殖之精排泄，所以，春季生殖功能开始增强。春季肝的疏泄功能增强，气机调畅，促进肾阳蒸腾气化，同时肝主疏泄，调节三焦，三焦决渎，肾阳温煦功能加强，可将肺通调水道送来的津液蒸腾气化以向上输布为主，并输送至全身，发挥其滋养濡润的作用，其余小部分津液下输膀胱，化为尿液排出体外。故春季机体就改变了冬季尿多汗少的津液代谢方式，水液的代谢途径也渐以发汗为主。

其三，肝对肺的调节。春季肝的疏泄功能增强，阳气升发，对肺气的调节作用表现在肺气的宣发功能增强，促使气血向上、向外布散，脉道始充，气血流畅，易趋于体表。《灵枢·师传》曰"肝者主为将，使之候外"，认为肝能升发卫气，参与机体防御活动，这既是肝本身升发功能的体现，也是肝与肺共同协调作用的体现。春季肝气升发旺盛，促进肺气的宣发，卫气易输布于外，发挥调节汗孔之开阖、调节体温、防御外邪的作用，以适应春季多风的气候特点，避免风邪的侵袭。宣发作用增强肃降功能则相对减弱，使得肺对水液的调节以向上、向外为主，向下输布逐渐减少，小便量相应减少。

其四，肝对脾的调节。在春季，肝应时而升发，疏泄功能增强，木能疏土，促进脾阳升发，则脾自升，胃自降，气机流畅，运化自如。正如唐容川《血证论·脏腑病机论》所说："木之性，主于疏泄，食气入胃，全赖肝木之气以疏泄之，而水谷乃化；若肝之清阳不升，则不能疏泄水谷，渗泄中满之证，在所不免。"表明肝的疏泄功能正常，则脾的运化功能健旺，气血生化有源，周身营养充足。从五行来说，肝属木，脾属土，木旺克脾土，为何春季肝气升发不但没有克伐脾土，还促进脾的运化功能呢？此木克土为正常范围内的克伐，并非木乘土；同时根据临床流行病学调查并未显示脾病在春季好发或加重，这与机体五脏能主动地调控自身活动以适应外界气候变化，达到自稳态有关。春季脾的升清功能会加强以顺应肝的升发之性，脾功能增强以缓解肝对其克制之性。

③时令对肝的调控作用。在非肝所主的时令，肝主疏泄与藏血功能处于从属地位，协助或抑制其他四脏使机体应时而变。

夏季，阳气隆盛，万物繁茂。《素问·四气调神大论》曰："夏三月，此谓蕃秀，天地气交，万物华实。"夏季五行属火，与人体心阳之气相通应，故夏季心阳盛长起主要作用，肝的疏泄功能处于从属地位，心阳盛长促进肝的疏泄功能，使肝的疏泄功能更加旺盛，而肝的贮藏血液功能更弱，相对的肝调节血量的作用增强，以适应夏季长养之势。

秋季，阴气已上，风气劲急，景象清肃。《素问·四气调神大论》曰："秋三月，此谓容平，天气以急，地气以明。"秋季五行属金，与人体肺气相通应，肺应秋的清肃之性，表现为肃降功能为主，而宣发功能减弱。肺的肃降功能抑制了肝的升发特性，阳气内敛，肝藏血的功能逐渐增强，肝的疏泄功能减弱以减少对肺的肃降功能的抑制。

冬季，阳气以伏，天寒地冻，万物潜藏。《素问·四气调神大论》曰："冬三月，此谓闭藏，水冰地坼，无扰乎阳。"冬季五行属水，与人体肾气相通应，冬气具有潜藏主蛰之性，故肾气也具有蛰伏、固摄、闭藏之调节特性。因此，冬天肾以贮藏精气为主，肝的疏泄功能处于从属地位，肾的封藏作用抑制了肝气的升发，使肝的疏泄功能较弱，最大限度地减少对肾主封藏的抑制。而肾的封藏促进了肝藏血的功能。在冬季肝的功能以藏血为主，因而在冬季人们的运动减少，外周血液需要量相对减少而归于肝所藏，即所谓"人静则血归于肝"。(《素问经注节解·五脏生成》)

（3）陈伯坛的认识

《金匮要略·五脏风寒积聚病脉证并治》载："肝中风者，头目𥆧，两胁痛，行常伛，令人嗜甘。"陈伯坛注释说："书肝中风者，殆即伤寒厥阴中风者乎？非也。厥阴为三阴之一，还有中见少阳在。肝为五脏之一，肝脏即为阳中之少阳，作少阳中风论可也，却与伤寒少阳中风有异同。少阳为三阳之一，彼条中风禁吐下，吐之则悸少阳，下之则惊少阳。本证则无所用其吐下也。一若风邪只许其以足厥阴之本脏受邪，不许其以少阳之春气受邪。"（《读过金匮卷十九·五脏风寒积聚病脉证并治》）陈伯坛认为肝中风就是少阳中风，但与伤寒少阳中风不同，伤寒少阳中风禁吐下，而肝中风是足厥阴本脏受邪。

《金匮要略·五脏风寒积聚病脉证并治》载："肝中寒者，两臂不举，舌本燥，喜太息，胸中痛，不得转侧，食则吐而汗出也。"陈伯坛注解说："书肝中寒者，果寒中于暮乎？中寒者不离乎中风者，两者字可于望诊得之。肝以阳中之少阳受邪，故外形难掩也。曰两臂不举，转筋则臂直，伤筋则臂不举。"（《读过金匮卷十九·五脏风寒积聚病脉证并治》）肝中寒也是阳中之少阳受邪，所以出现两臂不举等外形异常症状。

《金匮要略·五脏风寒积聚病脉证并治》载："肝死脏，浮之弱，按之如索不来，或曲如蛇行者，死。"陈伯坛注解说："书肝死，未知肝之生，焉知肝之死耶？阳始生则肝生矣。少阳起时，斯东方青色，入通于肝也，于是乎岁岁有春脉。非其时而春脉常在者，春气已融入脉气之中。经曰：浊气归心，淫精于脉，又曰散精于肝，淫精于筋。每食必以筋脉为重者，心存血脉之气，肝存筋膜之气，四时皆仰给于胃故也。心死则点醒在下文，度亦不离乎春夏以胃气为本，得母肝死可以但弦无胃四字括之耶？无胃则五脏皆有死，其死同。本证为中风中寒死，其死独。曰脏浮之弱，微弦当然弱。经曰其来软弱而滑。师谓滑则为气，是有胃气

之软弱脉。又曰端直而长，直者木之称，端长而不曲，是受气于春日之
阳，则其动也直，故曰弦。弦者生，何至于死乎！乃曰按之如索，不曰
按之如弦。索者弦之反，弦先去矣。"（《读过金匮卷十九·五脏风寒积聚
病脉证并治》）陈伯坛认为，春季阳始生，则肝生，肝与春气相应，春气
已融入脉气之中。五脏真气将绝之时，真气败露，会出现真脏脉。真脏
脉即为五脏之常脉之上无和缓之象，是失去胃气之死脉。有胃气则肝生，
无胃气则肝死，肝脏败绝时，其脉轻按无力，重按如绳索摆动，或如蛇
爬行。

　　《金匮要略·五脏风寒积聚病脉证并治》载："肝着，其人常欲蹈其
胸上，先未苦时，但欲饮热，旋覆花汤主之。"陈伯坛注解说："肝着者
何？非如注家所述，肝乘肺，名曰横也。肝位膈下者也，其脉气所以能
贯膈而上者，非徒经血之流动为之，自有疏泄之枝叶为之。所谓脏真散
于肝，散之为言布也。令全体之筋膜，得以受气，斯由三焦而及腠理，
息息有通会元真之路也，不啻少阳之为使，故以少阳之称称肝木，经谓
其通于肝气者此也。"（《读过金匮卷十九·五脏风寒积聚病脉证并治》）
历代医家对肝着病的病因病机看法不一：在病因，有的认为有外邪为患，
有的认为纯由内伤所致；至于病位，则有在肝（络）、肝脾、肝肺、胸膈
之不同；在病机，有认为寒气凝滞的，有认为肝失疏泄、血行郁滞，甚
至血瘀的。陈伯坛认为肝着之病并非如注家所言"肝乘肺"。足厥阴肝分
布广泛，"足厥阴肝经起于足大趾爪甲后丛毛处……绕阴器，抵少腹，上
行至章门穴，循行至期门穴入腹，挟胃两旁，属肝，络胆。向上穿过膈
肌，分布于胁肋部……上行连于目系，出于额，直达头顶部……分支：
从肝分出，穿过膈肌，向上注入肺中，交于手太阴肺经"。所以，肝经既
绕阴器又抵少腹，既布两胁也走胸肺，既连于目系又达头顶。陈伯坛认
为脉气之所以能遍达肝经循行之处，是由肝脏疏泄功能所致，犹如枝叶

散布，所以也称少阳肝木。由于肝的条达疏泄功能失职，使邪气与气血郁滞，着于胸胁，阻滞经络，而致"其人常欲蹈其胸上，先未苦时，但欲饮热"，形成肝着。

2. 治肝注重实脾

（1）肝病实脾的理论渊源

"肝病实脾"历史渊远，《素问·玉机真脏论》云："五脏受气于其所生，传之于其所胜……肝受气于心，传之于脾……"《难经·第七十七难》云："所谓治未病者，见肝之病，则知肝当传之于脾，故先实其脾气，无令得受肝之邪，故曰治未病焉。"《金匮要略·脏腑经络先后病脉证》云："问曰：上工治未病，何也？师曰：夫治未病者，见肝之病，知肝传脾，当先实脾，四季脾旺不受邪，即勿补之。中工不晓相传，见肝之病，不解实脾，惟治肝也。"所以可以说"见肝之病，知肝传脾，当先实脾"根源于《素问》，完善于《难经》，成熟于《金匮要略》，由张仲景正式提出了"见肝之病，知肝传脾，当先实脾"的观点。

（2）肝病传脾的生理病理基础

①肝与脾生理上相互依赖

肝属木，为厥阴风木之脏，藏血而主疏泄，体阴而用阳；脾属土，为仓廪之官，统血而主运化，为气血生化之源。肝和脾是木和土的关系，木能疏土，土能荣木，土得木而达，木得土而荣，两者生理上相互依存，犹如春天之土和木荣，勃勃生机。肝脾两脏的关系，首先在于肝的疏泄功能和脾的运化功能之间的相互影响。脾的运化，有赖于肝的疏泄，肝的疏泄功能正常，则脾的运化功能健旺。若肝失疏泄，就会影响脾的运化功能，从而引起"肝脾不和"的病理表现，临床可见精神抑郁、胸胁胀满疼痛、食少乏力、泄泻便溏等症。其次，肝与脾在血的生成、贮藏及运行等方面，亦有密切的联系。脾运健旺，生血有源，且血不逸出脉外，则肝有所藏。若脾虚气血生化无源，或脾不统血，失血过多，均可导致肝血不足。

在经络方面，足厥阴肝经与太阴脾经同起于大趾，二者在内踝上八寸处交出，且足厥阴肝经夹胃上行；足阳明胃经与少阳胆经同循于眦，以耳贯通，又脾之与胃，肝之与胆，经络在内相互络属，在外相互衔接，与诸经相互配合，沟通机体内外，《灵枢·本脏》曰："行气血而营阴阳，濡筋骨，利关节……"病态之时，邪气就可循经相传，病传他经他脏。

②肝与脾病理上相互影响

肝木正常疏泄则使脾土在一定范围内发挥作用，即五行中之木克土。然而《素问·玉机真脏论》云："五脏受气于所生，传之于其所胜。"《素问·五运行大论》亦言："气有余，则制己所胜而侮所不胜，其不及则己所不胜侮而乘之，己所胜轻而侮之。"因此，五行学说中以肝木和脾土之间的相克关系而言，传变有"木旺乘土"和"土虚木乘"两种情况。由于肝气郁结或肝气上逆，影响脾胃的运化功能而出现胸胁苦满、脘腹胀满、泛酸、泄泻等表现，称为"木旺乘土"。反之先有脾胃虚弱，不能耐受肝气的克伐，而出现头晕乏力、纳呆嗳气、胸胁胀满、腹痛泄泻等表现时，称为"土虚木乘"。两者均是"木克土"的正常生理关系被破坏而成"木乘土"的病理状态。

③陈伯坛的认识

陈伯坛指出："三提肝之病，两曰实脾，两曰治肝，治肝补脾如是其要妙。患在四季邪风，不利于脾，而利用在肝……夫肝之病，当变通《内经》辛补之、酸泻之之法，不用辛补用酸补，盖辛胜酸，彼非酸有余，乃风生木，木生酸，酸生肝，非徒补木，且酸以收风。曰助用焦苦，火生苦，苦生心，焦火尤苦，正留火气之有余。益以甘味调之者，土生甘，甘生脾，以实土调其木火，故实脾当先于治肝。"（《读过金匮卷十九·原文之首》）

陈伯坛认为张仲景《金匮要略》强调治肝先实，治肝的同时要注意调补未病之脾，通过补益脾土以使脾脏正气充实，以防肝病及脾。肝主升发，脾主运化，两者协调，则气机升降有序，运化正常，故"实脾当先于治肝"。

（3）正确理解"肝病实脾"

"见肝之病，知肝传脾，当先实脾"（《金匮要略·脏腑经络先后病脉证》），并不是见肝之实证，就要先安脾这块未受邪之地，这是因为"见肝之病，知肝传脾"并非必然。这是因为疾病的发展和传变是诸多因素复合而成的多元化结果，脏腑疾病的传变和发展变化更是在一定的条件（内因或者外因）作用下，通过多种渠道、多种层次、多种形式进行的，而并非单一因素。中医五行学说认为，人体脏腑之间的关系不仅存在着相互资生：即木（肝）生火（心）、火（心）生土（脾）、土（脾）生金（肺）、金（肺）生水（肾）、水（肾）生木（肝）的母子关系；而且还存在着相互制约：即木（肝）克土（脾）、土（脾）克水（肾）、水（肾）克火（心）、火（心）克金（肺）、金（肺）克木（肝）的相克关系。这是正常的人体生理现象。人体五脏六腑正是通过这种相互资生、相互制约对立而又统一的关系使人体的内环境维持在正常的动态平衡中，只有这一动态平衡在特定的条件下遭到破坏时，脏腑才发生疾病。而脏腑一旦发生疾病，人体脏腑之间"相生""相克"的正常关系就将成为脏腑疾病传变的物质基础，表现出"所胜"和"所不胜"的五行乘侮的病理现象。正如《素问·五运行大论》所说："气有余，则制己所胜而侮其所不胜，其不及则己所不胜侮而乘之，己所胜轻而侮之。"所以一脏一腑发生疾病后，如何相传，传给何脏何腑，除了决定于脏腑气之虚实外，还有可能遵循着五行生克乘侮规律进行传变。本脏之病可以传给他脏，他脏之病也可以传给本脏，表现为五行相生的母子关系相传以及五行相克的乘侮相传。因此，"见肝之病"根据脏腑虚实的差异，可有以下几个渠道的传变方式。母子相传：即母病及子。五行中肝（木）为母脏，心（火）为子脏，肝病可传之于心。子病犯母：五行中，肝（木）为肾（水）之子，肾（水）为肝（木）之母，肝病可传之于肾。相乘传变：五行中木（肝）克土（脾）为正常的相克关系，但当木（肝）气过亢，或土（脾）气虚弱不足时，则木（肝）可乘虚而入乘土（脾），肝病传之于脾。相侮传变：即反克为克为害，五行中金（肺）克木（肝）为正常的相克关系，若肺（金）不足，肝（木）过亢时，则可有肝（木）侮肺（金）之传变，肝病传之于肺脏。由此可见，"见肝之病，知肝传脾"只是肝病传变中的一个方面，并非必然。

另一方面，《金匮要略·脏腑经络先后病脉证》原文云"四季脾旺不受邪，即勿补之"。另有尤在泾《金匮要略心典·脏腑经络先后病脉证》言"盖脏病惟虚者受之，而实者不受"，提示了若脾气健旺，运化正常，不易受邪，即勿补之。因此，治病当辨虚实，虚则补之，实则泻之。若脾气虚或运化、升清功能失职，则应该"实脾"。所谓"实脾"，可理解为：一为补脾，即在脾虚的情况下，采用"甘味"之药补脾气、温脾阳、滋脾阴、养脾血，加强脾胃生化气血功能，防病邪入侵，又可濡养于肝；二为调脾，即用调和之法，如清脾热、化脾湿之法先使脾气健运起来，以防脾土壅滞，从而维持脾正常的运化功能。若脾气壅实，肝气不足，则肝木反为脾土所侮，则肝病有可能为脾病所及，这时的治疗方法就另当别论，绝不能"当先实脾"。

（五）脾胃病诊疗

脾胃为后天之本，生化之源，二者一纳一运，共司饮食之消化、吸收以及水谷精气的输布，内而脏腑经络，外而肌肤皮毛，皆赖其养。疾病的发生、演变、治疗、预后等情况，往往与脾胃有着密切的关系，发掘以脾胃为本的学术思想，能更好地指导临床实践。

1. 脾胃中州的作用

脾胃为后天之本，气血生化之源。五脏六腑、四肢百骸皆赖以所养。脾胃位居中州，为气机升降之枢纽。脾运化水谷精微充养一身，胃受纳腐熟水谷五味，二者互为表里，升降相因，不但主持水谷的腐熟，精微的布化，而且是整个人体气机升降的枢纽。脾升则健，胃降则和，脾清阳上升，胃浊阴下降，则气血生化有源，出入有序。脾胃之为病，则升降失常，生化乏源，脏腑失养，百病始生。

在古代文献中对于脾胃在五脏中的特殊地位，多有论述。如《素问·太阴阳明论》说："脾者土也，治中央，常以四时长四脏，各十八日寄治，不得独主于时也。"《素问·玉机真脏论》有"脾脉者土也，孤脏以灌四旁也"之说，突出脾在五脏中的特殊地位和作用。脾运化水谷，化生血气，滋养四肢百骸、五脏六腑。脾胃充盛，则五脏安和；脾胃病，则五脏不安。故张介宾在《景岳全书·杂证谟》中说："故善治脾者，能调五脏，而所以治脾胃也。能治脾胃，而使食进胃强，即所以安五脏也。"

（1）生理状态下脾气健运，气血生化有源

《素问·经脉别论》言："饮入于胃，游溢精气，上输于脾，脾气散精，上归于肺，通调水道，下输膀胱，水精四布，五经并行。"可见，对体内饮食物中营养物质的吸收，水液的代谢、运送及平衡调节，脾起了转输的主要作用，脾的运化水谷精微功能旺盛，则机体的消化吸收功能才能健全，才能为化生精、气、血、津、液提供足够的养料，才能使脏腑经络、四肢百骸，以及筋肉、皮毛等组织得到充分的营养。气血津液是构成人体和维持人体生命活动的基本物质，均赖脾胃化生的水谷精微不断地补充，在脏腑组织的功能活动下，它们又相互渗透，相互转化，在生理功能上存在着相互依存，相互制约和相互为用的密切关系。脾气健运，则气血生化有源，脾的生理功能对于整个生命活动至关重要，故称脾胃为"后天之本""气血

生化之源"。

（2）病理状态下脾失健运，气血生化无源，百病从生

脾失健运，运化失司，则可能出现腹胀、便溏、食欲不振等脾虚胃弱证候；脾失健运，长期饮食营养不足，可导致气血生化不足，出现倦怠、消瘦、舌淡、面色苍白等血虚证候；脾失健运，水谷精微不能很好吸收，则气血生化无源，气血亏虚，气的固摄血液功能减退，就可血溢脉外，而见各种出血症状；脾失健运，水液运行失常，则可导致水液内停，产生湿、痰、饮等病理产物，所谓"脾为生痰之源"，如若水湿凝聚而为痰为饮，溢于皮肤而为脾虚水肿，停留于胃肠而为泄泻，所以《素问·至真要大论》曰："诸湿肿满，皆属于脾。"《素问·阴阳应象大论》则曰："湿胜则濡泄。"脾失健运，脾气不升，甚或下陷，则可引起久泻、脱肛、子宫下垂、胃下垂以及其他内脏下垂的病证。

（3）治疗上注重脾胃

脾气健运饮食的消化、吸收和运送营养物质的功能才能旺盛。在病理状况下一般都主张先治脾胃病，以健脾恢复其健运功能，然后再治其他脏腑病，在治疗其他脏腑病时，也必须要顾护脾胃，以保持脾胃的健运，这样不仅使药力能充分发挥它的治疗作用，而且营养的来源有所供给，抗御疾病的能力有所保障。正如张景岳在《类经·十二官》中说："脾主运化，胃司受纳，通主水谷，故皆为仓廪之官。"机体的消化运动，主要依赖于脾胃的生理功能，才能使水谷得以摄入、消化和吸收，其精微输布全身，以维持机体生命活动所需的养料，所以治疗疾病应注重健脾，脾运胃纳，气血生化有源。

2. 虚劳与脾胃的关系

虚劳病是由于各种原因而导致五脏阴阳气血亏损所产生的一系列慢性疾病，系五脏诸虚不足的病证。虚劳证范围广泛，证候纷繁复杂，古医籍中有五劳、六极、七伤之载。究其病因不外乎两条，一是先天不足，后天失调；二是病久失养，损伤正气，久虚不复。虚劳病主要表现在五脏阴阳气血亏损，而阴阳之根系在肾，气血之源在于脾，肾为先天之本，脾为后天之本，所以虚劳与脾肾密切相关。

张仲景原文指出："劳之为病，其脉大，手足烦，春夏剧，秋冬瘥，阴寒精自出，酸削不能行""其人疾行则喘喝，手足逆寒，腹满，甚则溏泄，食不消化也""虚劳腰痛，少腹拘急，小便不利。"（《金匮要略·血痹虚劳病脉证并治第六》）由于肾阴亏虚，阴不内守，故患遗精；肾藏精而主骨，精失则肾虚，肾虚则骨弱，故两腿酸痛瘦削，不能行动；肾气虚，摄纳无权，则疾行气喘；脾肾阳虚，阳虚生寒，寒盛于外，则手足逆冷；脾胃阳虚，则腐熟运化功能减退，所以腹满便溏，饮食不化；腰为肾之府，肾阳虚则腰痛；肾气不足，则膀胱气化不利，少腹拘急，小便不利。仲景论虚劳以"大""虚"两种脉象提出辨证大纲：肾精为损，阳气外浮，故脉浮大无力；饥饿劳役过度，脾气损伤，脉气不充，脉多极虚。

从仲景原文可以看出，虚劳之证，其主要病变在于脾肾。脾肾两脏，位居人体枢要，脾肾一损，则五脏皆伤；就五脏而言，当虚劳发展到一定阶段，即使原发病位不在脾肾，往往也会累及脾肾，《景岳全书·虚损》谓"五脏之伤，穷必及肾"。脾肾两脏相互作用，相互依存，脾阳赖于肾阳温养而运化，肾精得脾阳营养而充盛；若脾不上输水谷精微则心肺无以濡养，肾之水火不足，则不能滋肝生脾。

3. 陈伯坛的认识

虽然虚劳的病机在于脾肾两脏，但就虚劳的治疗而言，脾与肾相比较，当以脾更为重要。秦越人就有一损肺、二损心、三损脾、四损肝、五损肾的说法，从上而下者，过胃则不治；从下而上者，过脾则不治之论，无疑是以脾胃为重。

　　陈伯坛也认为治疗虚劳应强调"建中"的重要性。《金匮要略·血痹虚劳病脉证并治》曰："虚劳里急，悸，衄，腹中痛，梦失精，四肢酸疼，手足烦热，咽干口燥，小建中汤主之。"陈伯坛注释说："书虚劳，太息其谷气之不充，中州无乐岁也……本条则穷虚劳之变，往往从虚处受痛苦，从实处露端倪。缘脾胃大小肠三焦膀胱，皆主阴之类，通于土气，凡土气所不到之处，皆非休养虚劳之所。"（《读过金匮卷十九·血痹虚劳病脉证并治》）陈伯坛认为虚劳的产生与中州脾土的运化功能不足导致谷气不充有关。陈伯坛又对小建中汤进行了注解："病大而汤小，小可敌大耶？胡不主大建中耶？彼方入水谷之海，争回气血之大原，以打消上冲皮起为方旨，令气血不为中寒之傀儡也。彼方建胃，本方建脾，有分寸也。小字从省又何如？胃气居中而趋下，建之宜力巨。脾气居中而趋上，宜建之力微。且地气上者属于肾，建之可也，动之不可也。况六味药并至小之动力而亦无，观后纳胶饴，正欲其留中，厚集稼穑之味，为生脉之资。地气脉气，已被胶饴之软化。下文缓中补虚四字，可作饴糖之注脚。得桂枝加芍药以尾其后，又藏过桂枝之大用者也。加芍不加芍之比较，桂枝汤是假太阴之开力开太阳，加芍药是假太阳之开力开太阴，其借助于地气之上也。已有建中之能力，然必有饴糖而后以建中得名者，有建极方完成其太极，在伤寒为消息阳脉阴脉立方，作建阴阳之极论可也……本方如与仓廪之官立条件，对于中央取效小，对于四旁取效大。六味药且兼有大建中之长，实则专长在桂枝，上条明言仿桂枝，本条易方仍非易桂枝也。"（《读过金匮卷十九·血痹虚劳病脉证并治》）陈伯坛解释了此处为何用小建中汤而不用大建中汤，指出了大、小建中汤的区别，认为大建中的作用在于健胃祛寒，而小建中汤的作用在于健脾补虚，方由芍药、桂枝、甘草、生姜、大枣、饴糖六味药组成，具有温中补虚、和里缓急之功效。目的在于建立中气，使中气得运，阴阳协调，寒热之证随之消失。

《金匮要略·血痹虚劳病脉证并治》曰："虚劳里急，诸不足，黄芪建中汤主之。"陈伯坛说："本条亦曲尽小建中之长，胡不两条归并一条耶？长沙正与上条示区别。书虚劳，亦书里急，又易其词曰诸不足，岂悖龃数证概从省哉！上条除却里急，证证皆予人以共见，里证固具，外证亦具，其影响则及于卫外之太阳……本条用桂了却里证而达外，有黄芪则受治于脾者气，仍以建中汤为主方者，是又与桂枝龙骨牡蛎相辅行。彼方主劳，本方主虚，经谓荣血之道，纳谷为实，非谷无以实其虚。补充五谷莫如饴，以其为中边俱到之大甘品，故同是建中也。上条假建中之力以建外，四旁仰给于中央。本条假建外之力以建中，中央取给于四旁，去取在黄芪一味，而用以实仓廪则如彼，用以实四肢又如此也。"（《读过金匮卷十九·血痹虚劳病脉证并治》）黄芪建中汤在小建中汤基础上加入黄芪，可增强温中补虚之力。《素问·玉机真脏论》云："脾为孤脏，中央土灌四傍。"尤在泾《金匮要略心典·血痹虚劳病脉证并治》云："中者，脾胃也，营卫生成于水谷，而水谷转输于脾胃，故中气立，则营卫流行而不失其和。又，中者，四运之轴，而阴阳之机也，故中气立，则阴阳相循，如环无端，而不极于偏。"因此，脾胃为后天之本，是五脏气血津液的化源，中焦健运，气血津液化生输布正常，各种虚损都能渐渐而恢复。

（六）黄疸病诊疗

黄疸是以目黄、身黄、小便黄为主症，尤以目睛黄染为主，是临床上一种常见病、多发病。黄疸作为病名始见于《内经》，《素问·平人气象论》载："溺黄赤，安卧者，黄疸……目黄者，曰黄疸。"《灵枢·论疾诊尺》说："身痛而色微黄，齿垢黄，爪甲上黄，黄疸也，小便黄赤，脉小而涩者，不嗜食。"张仲景把黄疸分为黄疸、谷疸、酒疸、女劳疸、黑疸、黄汗。宋代赵佶等人编撰的《圣济总录》又有"九疸三十六黄"之分。罗天益又把黄疸分为阴黄和阳黄，张景岳又提出"胆黄"，沈金鳌提出"瘟黄"。由于历代医家对黄疸病名和分类认识差异，出现了黄疸治疗方法的多样性。张仲景《伤寒杂病论》第一次全面系统地应用了汗、吐、下、和、温、清、消、补八法治疗黄疸。

1. 黄疸之病机

《灵枢·经脉》说："脾足太阴之脉……是主脾所生病也……溏瘕泄，水闭，黄疸。"明确指出了黄疸病变的主要脏腑在脾，其病因病机与水湿内停有关。仲景在继承《内经》理论基础上，以"湿"和"瘀"为纲，提出了完整的黄疸病因病机理论。

（1）黄家所得，从湿得之

无湿不作黄。黄疸的形成，必然有湿邪作祟，或困阻脾阳，或壅遏气机，或与热邪互结，日久其湿或从热化，或从寒化，仲景将其概括为"黄家所得，从湿得之"（《金匮要略·黄疸病脉证并治》）；"伤寒发汗已，身目为黄，所以然者，以寒湿在里不解故也"（《伤寒论·辨阳明病脉证并治》）。仲景在论述黄疸的其他条文中，虽未明言湿邪为患，但是从"身无汗""腹满""其腹胀如水状""小便不利"等症状，以及"诸病黄家，但利其小便""茵陈五苓散主之"等治法、方药中已充分表达。仲景将其黄疸病机概括为"寸口脉浮而缓，浮则为风，缓则为痹，痹非中风，四肢苦烦，脾色必黄，瘀热以行"（《金匮要略·黄疸病脉证并治》）。该条文言简意赅，不仅指出了黄疸病的主要病变脏腑，还指出了湿热痹郁脾胃气机，邪热"瘀"结于血，导致湿热发黄的病机。

（2）脾色必黄，瘀热以行

《金匮要略·黄疸病脉证并治》中说"脾色必黄，瘀热以行"，在此句中仲景指出黄疸病发生的另一个重要病机便是"瘀"。清代唐宗海《金匮要略浅注补正·黄疸病脉证并治》对此评论说："一瘀字，便见黄发于血分，凡气分之热不得称瘀……脾为太阴湿土，主统血，热陷血分，脾湿遏郁乃发为黄……故必血分湿热乃发黄也。"仲景这种瘀热致黄的思想在《伤寒论》和《金匮要略》的多条条文中得到体现，如"阳明病，发热汗出者，此为热越，不能发黄也，但头汗出，身无汗，剂颈而还，小便不利，渴饮水浆者，此为瘀热在里，身必发黄，茵陈蒿汤主之"（《伤寒论·辨阳明病脉证并治》）；"伤寒身黄发热，栀子柏皮汤主之"（《伤寒论·辨阳明病脉证并治》）；"伤寒瘀热在里，身必黄，麻黄连翘赤小豆汤主之"（《伤寒论·辨阳明病脉证并治》）。上述条文均是对湿热致黄的描述，条文明确地指出"瘀热在里"，故湿热入血，影响到血分方可致黄。在《伤寒论》中除湿热致黄外，还有其他的原因也可致黄，如火逆发黄、瘀血发黄、寒湿发黄、肾虚致黄，而"湿"和"瘀"则是黄疸形成过程中的病机之关键。

有关黄疸发病理论，后世多在仲景所述的基础之上加以发挥。隋代巢元方《诸病源候论·九疸候》提出"凡诸黄疸，皆由饮食过度，醉酒劳伤，脾胃有瘀热所致……"并首次提出"阴黄""急黄"之说。金元时期，朱丹溪《丹溪治法心要·疸》"用茵陈之药过剂，乃成阴黄"，至明清时期，由于西医学的传入，产生了中西汇通学派，叶天士《临证指南医案·疸》认为"阳黄之作，湿从火化，瘀热在里，胆热液泄……阴黄之作，湿从寒化，脾阳不能化热，胆液为湿所阻"；黄元御《四圣心源·黄疸根源》"其起于湿土，成于风木"；张景岳《景岳全书·黄疸》还提出了"胆黄"病名。《沈氏尊生书·诸疸源流》"天行疫疠……瘟黄"等有关黄疸具有传染性的认识亦与中西汇通及瘟病学的兴起有关。由此可见，后世医家对黄疸发病的认识虽有发展，但均未超越瘀热、湿邪之致病之机。

2. 黄疸病的治法

仲景治疗黄疸始终抓住病因病机，围绕"湿""瘀"两大要素，以祛湿与活血为要，随证立法，将汗、吐、下、和、温、清、补、消八法灵活运用于黄疸的辨证论治中。

（1）诸病黄家但利其小便

仲景治疗黄疸特别重视给湿邪以出路。虽然《金匮要略·黄疸病脉证并治》指出"诸病黄家，但利其小便"，但是利小便祛湿邪只是仲景对黄疸病的基本治法，也是治黄之常法。从仲景治疗黄疸的方药分析，其祛湿之法可谓汗、吐、下兼备。湿邪偏于表者，以汗法为主。

《伤寒论·辨阳明病脉证并治第八》曰："伤寒瘀热在里，身必发黄，麻黄连翘赤小豆汤主之。"本条之发黄，乃湿热郁蒸偏表所致。邪气偏于表，故可因其病位用汗法，使湿邪从肌表而出。仲景以麻黄、杏仁、生姜发汗解表，使湿热从肌表而出；以连翘解湿热之毒；赤小豆清湿热利小便，使邪从下出；甘草、大枣调药和中。诸药共奏清热解表、散湿利湿之功。《金匮要略·黄疸病脉证并治》曰："诸病黄家……假令脉浮，当以汗解之，宜桂枝加黄芪汤主之。"本条指出在黄疸初期，有恶寒发热、脉浮自汗的表症，乃当汗解，宜用桂枝汤调和营卫以解表，加黄芪扶正托邪。

湿邪在里者，则当下当利之。《伤寒论·辨阳明病脉证并治》曰："阳明病……但头汗出，身无汗，剂颈而还，小便不利，渴饮水浆者，此为瘀热在里，身必发黄。茵陈汤主之。"此因热不能越、湿不得泄，湿遏热伏，郁蒸于肝胆所致。《金匮要略·黄疸病脉证并治》曰："谷疸之为病，寒热不食，食即头眩，心胸不安，久久发黄为谷疸，茵陈汤主之。"此为病邪外感，饮食内伤，导致脾胃运化失常，湿热内蕴，酿成黄疸。方中茵陈清热利湿退黄，大黄清泄瘀热除湿，二者合用则使湿热之邪由二便而去；再以栀子清热利湿以导湿热下行，如此前后分消，退黄最速。正如方后注所说："小便当利，尿如皂荚汁状，色正赤，一宿腹减，黄从小便去也。"(《金匮要略·黄疸病脉证并治》)《金匮要略·黄疸病脉证并治》又有湿热壅遏，湿重于热者以"茵陈五苓散主之"。方中茵陈苦、辛、微寒，清热利湿退黄，五苓散淡渗化气利水，共奏湿热除黄疸退之功效。若湿热弥漫，热重于湿者仲景用"栀子柏皮汤主之"(《伤寒论·辨阳明病脉证并治》)。取栀子苦寒泄热，治郁热结气，泄三焦之湿；黄柏清热燥湿，治五脏肠胃热结发黄，则湿热由内由下而消。

湿邪偏于上者即用吐法。《金匮要略·黄疸病脉证并治第十五》载："瓜蒂汤：治诸黄。"瓜蒂苦、寒，入阳明胃经，催吐，治疗湿热黄疸。现在多用瓜蒂焙黄研末搐鼻，令黄水出而退黄。

（2）活血化瘀，清泄郁热

东汉时期"瘀"与"郁"相通。王叔和《脉经校释·病可下证》"瘀热在里，身必发黄"和张仲景《金匮要略·黄疸病脉证并治》"脾色必黄，瘀热以行"之"瘀"是邪热郁闭；而硝石矾石散证、抵当汤证之"瘀"则为瘀血内停。对于黄疸而言，"瘀"的原因或外邪郁闭，或湿热瘀阻，或瘀血阻络，终致经络不畅，血脉瘀滞，气机失调，水湿停滞不去。故仲景治疗黄疸诸方中多加入活血化瘀药物。《神农本草经·大黄》曰大黄具有"下瘀血，血闭寒热，破癥瘕积聚，留饮宿食，安和五脏"的功效，是仲景常用治疗黄疸之品，如茵陈汤、抵当汤、栀子大黄汤、大黄硝石汤均有大黄。并且抵当汤中有水蛭、虻虫直入血络，破血逐瘀，桃仁活血化瘀；大黄硝石汤中硝石亦具活血化瘀作用。其他如"硝石矾石散"治女劳疸有瘀血者，方中硝石即火硝，能入血分而消瘀；矾石能入气分，有化湿利水之功效。又如方有执《伤寒论条辨·辨阳明病脉证并治第四》曰："麻黄连翘赤小豆汤"之"小豆……行湿以退热，去瘀散黄之领袖也。"而《千金要方》麻黄醇酒汤中之醇酒亦取其活血以助麻黄发表散湿之力。观后世治阳黄，多未出仲景祛湿与活血二法；方药也仅随兼症小做加减变化而已。而阴黄之治，仲景未立方药，则后人多"于寒湿中求之"（《伤寒论·辨阳明病脉证并治》），其方如朱丹溪之《丹溪治法心要·疸》"茵陈附子干姜汤"，罗天益《卫生宝鉴·发黄》之"茵陈四逆汤"，程国彭《医学心悟·发黄》之"茵陈术附汤"。关于"急黄"，隋代巢氏已有记述，疫疠发黄至明清也有明确认识；而方药多以清热凉血、祛湿解毒为主，临床实践证明确有一定疗效。

3. 对仲景治黄八法的论述

仲景治病始终坚持"观其脉证，知犯何逆，随证治之"的辨证论治原则，将汗、吐、下、和、温、清、消、补八法全面系统地应用到黄疸病的治疗中。陈伯坛对仲景的治黄八法议之甚详，颇有见地，对现代临床有重要的治疗意义。

（1）汗法

汗法又称解表法，是通过发汗解表、宣肺散邪，使在表的六淫之邪随汗而解的一种治法。《金匮要略·黄疸病脉证并治》首条即谓："寸口脉浮而缓，浮则为风，缓则为痹，痹非中风，四肢苦烦，脾色必黄，瘀热以行。""风为百病之始，先寒而至者风，与湿相得者寒，有湿在不得谓风寒无分子也，下条曰风寒相搏可见矣。"又曰："书寸口脉浮而缓，写风脉带写湿脉，曰浮则为风。"在黄疸初期，由于外感风邪或寒湿邪气，风与湿邪相搏，从表入里，郁而不达，内阻中焦，脾胃运化失常，湿热交蒸，脾色外现，而出现全身发黄而成黄疸。治疗上常用麻黄、桂枝、生姜等发汗解表，使在表之邪随汗而解。即《伤寒论·辨阳明病脉证并治》所云："伤寒郁热在里，身必黄，麻黄连翘赤小豆汤。"此为伤寒表邪未解，热不外泄，与湿相合，湿热郁遏而阳气不虚所致发黄者，方用麻黄连翘赤小豆汤，药用麻黄、连翘、赤小豆利水除湿，甘草、生姜、大枣、麻黄发汗利水，连翘清热，合用共奏解表清热利湿退黄之效。如脾胃虚弱，气血不足，外感风邪，则需用桂枝加黄芪汤，即《金匮要略·黄疸病脉证并治》所云："诸病黄家，但利其小便，假令脉浮，当以汗解之，宜桂枝加黄芪汤主之。"此为发黄兼表虚之证，治用桂枝加黄芪汤主之，药用桂枝、黄芪、芍药、生姜等，桂枝解表，黄芪扶正祛邪，佐以生姜、芍药共奏发汗祛湿退黄之效。附方中又列《千金要方》麻黄醇酒汤治黄疸，麻黄以清酒煮之治疗黄疸表实证。陈伯坛认为："脉浮属黄家者偶，假令二字，形容未见惯之词，明乎脉浮非易得也……浮为阳脉，须更新其阴，法当汗故也。"又曰："汗法则桂枝在所必行，曰当以汗解之，以汗解太阳者半，以汗解太阴者亦半，两解太阴太阳者桂枝汤也……加黄芪以尽其法，则阳黄阴黄无所遗矣。"且认为："仅与桂枝汤为未足，唯加芪则黄芪翻作桂枝用，收回太阳之脾色，归还太阴，则太阴受其赐。桂枝又翻作黄芪用，提升太阴之土气，复活太阳，则太阳受其赐……实则表里两解也。"(《读过金匮卷十九·黄疸病脉证并治》)陈伯坛认为桂枝汤解表发汗，而黄芪则益太阴脾气除湿，两者相合达到表里双解的目的。需要注意的是，要把握发汗的度，应覆取微汗，中病即止。

（2）吐法

吐法是运用具有催吐作用的药物或方法，引起呕吐，排除停留在胃及胸膈之上病邪的治法。适用于酒食过度，停滞胃脘，或痰饮停滞胸膈，气机不利，有上冲之势所致黄疸。即《金匮要略·黄疸病脉证并治》所云："酒黄疸者，或无热，靖言了了，腹满，欲吐，鼻燥，其脉浮者先吐之，沉弦者先下之""酒疸，心中热，欲呕者，吐之愈。"酒疸是湿热内蕴中焦所致，但其病机变化有在上、在中、在下之不同，在上者则欲吐，鼻燥，脉浮。脉浮则病在表、在上。欲吐是病势趋向于上，故在治疗上就应"因势利导"，"因其高而越之"，用吐法，使病邪从上排除，故曰"吐之愈"。陈伯坛认为酒疸是"酒气之候形于上，乘虚而入于心中"，"欲吐从腹满中出，谷气不消因而满。本证欲吐从心热中出，酒气不和因而热。不曰时欲吐，食时不欲吐，不能食时迫得吐……时酒食都为心中所不容。"（《读过金匮卷十九·黄疸病脉证并治》）因而吐去酒食热则愈。方用瓜蒂散，原文附方"瓜蒂散，治诸黄"，但是陈伯坛认为以栀子香豉行吐为度，他认为瓜蒂散并非仲景原方，"瓜蒂散牵涉诸黄，又未知创自何人之手矣"。并引《删繁方》曰："服讫出黄汁，瓜蒂散诚得吐乃止……黄家未尝以黄汗闻也，岂瓜蒂散能制造汗色耶……谓随手拈来之探吐之品。"（《读过金匮卷十九·黄疸病脉证并治》）但后世也确有医家以瓜蒂散涌吐，去湿除黄治愈黄疸病的报道，亦有医家用瓜蒂焙黄研末搐鼻，令黄水渗出而退黄。国医大师朱良春以六神丸合一味瓜蒂散吹鼻治疗黄疸，每收佳效。具体用法：六神丸碾成细面，合等量瓜蒂散吹鼻，日3～5次，黄水流尽，黄疸即愈。六神丸有攻毒消肿、辟恶通窍、清热化瘀、强心定痛之功，颇合痰热和瘀血互结之黄疸病机。瓜蒂散，药用瓜蒂、豆豉、赤小豆，方中瓜蒂苦寒，入阳明胃经，催吐，赤小豆苦酸，豆豉轻清宣肺。三药合用，共同涌吐退黄。瓜蒂治黄主要用于黄疸病邪在上，郁于胸膈，正盛邪实，有抗邪外出之势者。瓜蒂治黄的机理有二：其一，直接引邪外出；其二，开上窍而通下窍。故瓜蒂散可以作为吐法的代表方。需要注意的是：①本法作用峻猛，老、弱、孕产妇需慎用。②应以吐为度，得吐即止，不可连续使用。③服药后不吐，用压舌板等探吐或多饮开水以助其吐。若服药后呕吐不止，可用生姜汁或冷粥、冷开水止吐，或用其他方法止吐。④呕吐之后，胃气受伤，要注意调养胃气，用稀粥自养，忌食不易消化的食物。

（3）下法

下法是通过荡涤肠胃，排出粪便的方法，使停留在肠胃的有形积滞从大便而出。由于外感湿热疫毒，从表入里，郁而不达，内阻中焦，湿热交蒸；或饮食所伤，湿热内生，热气熏蒸，胃不降浊，腑气不通，湿热熏蒸而全身发黄而成黄疸。常用大黄、芒硝等泄热通便，使湿热之邪从大便而出。《金匮要略·黄疸病脉证并治》云："一身尽发热而黄，肚热，热在里，当下之。"陈伯坛认为是瘀、热、湿互结，实热在里，虽"无物以任受下药"，而"火气未灭将奈何"，用攻下法泻火除湿，则"火尽则遗烬无存在"。而"发热烦渴胸满口燥四证，消灭于无形"。治疗上，《金匮要略·黄疸病脉证并治》云："黄疸腹满，小便不利而赤，自汗出，此为表和里实，当下之，宜大黄硝石汤。"上述两条原文是论述黄疸病热盛里实的证治。一身尽发热而黄，肚热为里热炽盛之征。黄疸腹满，为邪热传里，里热成实，小便不利而赤，是邪郁化热，膀胱气化不利；自汗出，说明表邪已解，里热熏蒸，故言"表和里实"。陈伯坛认为黄疸病在太阴，故腹满，小便不利而赤，自汗而非太阳表证，乃阳明胃气和而谷气充，表和里实，为"阳明之力阖，反与太阳之开力相左矣"。治当下之，使"里病从大便去"。陈伯坛认为，大黄硝石汤为"下瘀热中之实粪"，当与大承气汤作鉴别，"苟以承气汤竭匮其生汗之源，是胃气谷气无两全矣"。大黄硝石汤"内硝则环绕里而之旁，用以融化其实状，余药不过从瘀热下手耳"。(《读过金匮卷十九·黄疸病脉证并治》)大黄硝石汤，方中以栀子、黄柏清里泄热，大黄、硝石攻下瘀热。全方共奏清热通腑、利湿退黄之功。

（4）和法

和法是通过和解与调和的方法，使半表半里之邪或脏腑、阴阳、表里失和之证得以解除的一种治法。适用于肝郁气滞，肝气郁结不能疏泄，导致胆汁不循常道，溢于肌肤而发黄者，即土壅木郁，少阳失和之证。治应疏泄肝胆和解少阳，使肝胆脾胃之气调畅，胆汁循入常道而退黄。《伤寒

论·辨阳明病脉证并治》曰："阳明中风，脉弦浮大而短气，腹满，胁下及
心痛，久按之气不通，鼻干不得汗，嗜卧，一身及目悉黄，小便难，有潮
热，时时哕，耳前后肿，刺之小瘥，外不解，病过十日，脉续浮者，与小
柴胡汤。"本条是阳明中风而发的黄疸，应用小柴胡汤调和气机。《金匮要
略·黄疸病脉证并治》谓："诸黄，腹痛而呕，宜柴胡汤。"陈伯坛认为：
"本条黄在腠理一部分，比诸毫毛，又略深一层矣。"而"诸黄"二字，"实
非黄家之属""抑亦可与黄家为邻焉已"。腹痛为"热在中焦则为坚""病在
中焦则为实，当下之""三焦失职，则五脏气皆郁而不宣，其腹痛也，亦脏
腑相连使之然。其迫而为呕也，亦呕出中焦使之然，本非柴胡证，却与柴
胡证同消息"。对于本证宜大柴胡汤抑或小柴胡汤，陈伯坛认为："毕竟大柴
转入内，小柴转出外，大柴稍逊矣，况本证以开太阳为急务乎。"（《读过金
匮卷十九·黄疸病脉证并治》）当与小柴胡汤为宜。小柴胡汤，药用柴胡、
半夏、人参、甘草、黄芩、生姜、大枣。柴胡疏泄少阳肝胆之气，合黄芩
清泄少阳半表之热；半夏、生姜和胃降逆，共奏疏肝利胆退黄之效。后代
医家在小柴胡汤基础上进行加减，灵活用于黄疸的治疗。王肯堂《证治准
绳·黄疸》曰："往来寒热，一身尽黄者，小柴胡汤加栀子汤。"李仲南《永
类钤方·杂病五疸》曰："黄疸，脉大，食以即饥，身目齿俱黄，小便黄，
或起或卧，身体青赤，发寒热，风湿热气蒸郁。小柴胡汤加茵陈、茯苓、
枳实，少加朴硝，热实脉大而数，加黄柏、大黄、白术、山栀、白茅根"
等。《金匮要略·黄疸病脉证并治》还载有："黄疸病，小便色不变，欲自
利，腹满而喘，不可除热，热除必哕。哕者，小半夏汤主之。"陈伯坛说：
"本条谷气虚则宜补不足。""本证里虚则宜实，稍损其谷则虚虚也。"（《读
过金匮卷十九·黄疸病脉证并治》）故小半夏汤能温胃调和中焦气机，为降
逆止呕之良方。应用和法，能使中焦湿下热退，脾胃运化正常，胆道通利
而黄疸自退。

（5）温法

温法是通过温里祛寒的方法，使在里之寒邪得以消散的一种治疗方法。感受寒湿之邪，或素体阳虚，感受寒湿，从寒而化，困阻中焦；或始受湿热，由于邪盛正衰，或服苦寒药过度，致脾阳受损，湿从寒化，寒湿困阻脾胃，导致肝失疏泄，胆汁外溢，而身目发黄。《伤寒论·辨阳明病脉证并治》曰："伤寒发汗已，身目为黄，所以然者，以寒湿在里不解故也。以为不可下也，于寒湿中求之。"素有"寒湿在里"，发汗攻下更损阳气，故病不解，因"寒湿在里不解故也"。此条是论治寒湿发黄——阴黄的证治，仲景有法无方，后人多遵循仲景之法"于寒湿中求之"，如罗天益的茵陈四逆汤（茵陈、附子、干姜、甘草）和"茵陈附子干姜汤"（附子、干姜、茵陈、白术、草豆蔻、白茯苓、枳实、半夏、泽泻、陈皮），程钟龄的"茵陈术附汤"（茵陈、白术、附子、干姜、甘草、肉桂）等。但据寒湿发黄的临床表现：色黄晦黯，畏寒喜暖，体倦肢冷，大便溏泄，口淡不渴，脉沉迟，舌淡胖等。临床上湿盛于寒者宜茵陈五苓散，寒盛于湿者宜茵陈术附汤或茵陈四逆汤。著名医家蒲辅周先生曾治一患急性肝炎患者，服苦药重剂后，不思饮食，身疲肢倦，便溏。谷丙转氨酶仍 $300 \sim 400U$，麝絮试验为（＋＋），用香砂理中汤加吴茱萸、草果，治疗约 1 个月，肝功能正常，恢复健康。经曰："实则阳明，虚则太阴。"肝经湿热侵及脾胃，若中气实者，多从热化而表现出发热、黄色鲜明、胁痛口苦、腹胀满、大便燥结、小便短黄的阳黄证；若中气虚者，多从寒化而表现出畏寒怕冷、黄色晦黯、腹胀便溏、口淡不渴的阴黄证。本案因过用苦寒重剂，损伤中阳，故蒲老以香砂理中汤温中散寒、健脾和胃，加吴茱萸、草果以祛寒湿之邪，此乃仲景"于寒湿中求之"之意也。

《金匮要略·黄疸病脉证并治》曰："男子黄，小便自利，当与虚劳小建中汤。"陈伯坛认为非独男子黄，男女皆一样，其病因"男女皆有房劳一分子""要皆从纵欲而来"（《读过金匮卷十九·黄疸病脉证并治》）。房劳伤肾，失精失谷，甚至瘀血内阻，肌肤失荣，故治疗以虚劳小建中汤甘温补中，建立中气，生化气血，使气血外荣，则萎黄自退。应用温法，温中健脾，使脾胃健运，运化正常，胆道疏泄正常而黄疸自退。

（6）清法

清法是通过清热、泻火、凉血等方法，使在里之热邪得以解除的一种治疗方法。适用于湿热蕴蒸困脾，迫使胆汁外泄，溢于肌肤发黄而致的黄疸，清利小便是祛湿退黄的一种重要治法。《金匮要略·黄疸病脉证并治》云："诸病黄家，但当利其小便。"黄疸湿热困阻中焦，多致小便不利。常用茵陈、栀子、茯苓、泽泻等利湿药，使小便通利，热随小便而出；若有大便不通者，可加大黄等通腑泻下；若寒湿较重者，常加桂枝、白术等温阳化气以利水；若小便不利较甚者，常配伍青皮、陈皮、枳实等理气之品，达到气行则水行的目的。清法常用的方剂诸如茵陈蒿汤（茵陈、栀子、大黄）、猪膏发煎（猪膏、乱发）、茵陈五苓散（茵陈、茯苓、泽泻、猪苓、白术、桂枝）、茯苓渗湿汤（白茯苓、茵陈、猪苓、泽泻、栀子、汉防己、苍术、黄连、黄芩、白术、陈皮、青皮、枳实）。《伤寒论·辨阳明病脉证并治》云："阳明病，发热，汗出者，此为热越，不能发黄也。但头汗出，身无汗，剂颈而还，小便不利，渴饮水浆者，此为瘀热在里，身必发黄，茵陈蒿汤主之。"此时湿热蕴蒸脾胃而涉及肝胆，外不能从汗出而解，内不能从小便而出，故逼迫胆液不循常道，溢于肌肤发为黄疸。《金匮要略·黄疸病脉证并治》曰："谷疸之为病，寒热不食，食即头眩，心胸不安，久久发黄为谷疸，茵陈蒿汤主之。"陈伯坛认为本条谷疸，当有小便不利，谷之浊气上冲犯头，久久发黄，是中工误治之故。治疗用茵陈蒿汤，若中工误用下法，"是犯伤寒之禁也""湿之热则热易实，谷疸无里实"。茵陈蒿汤"不君大黄，故不先煮大黄"，"大黄非仅以攻下见长，自有推陈致新之潜力，通利水谷，调中化食"，"方下云分温三服，小便当利，大黄已让功于栀陈矣"（《读过金匮卷十九·黄疸病脉证并治》）。故本方当以利小便退黄为宗旨，茵陈清热利湿，栀子清三焦而利水道，大黄泄热退黄，三药合用，使瘀热湿浊从小便排泄而退黄。《金匮要略·黄疸病脉证并治》曰："心中懊侬或热痛，栀子大黄汤主之。"本证属于热重湿轻，湿热瘀阻中焦，致使中焦气机不利，心中热盛，逼迫胆液不循常道，溢于肌肤而发黄者，治以清法清热退黄。栀子大黄汤由栀子、大黄、枳实、豆豉组成。栀子、豆豉清心除烦，大黄、枳实除积泄热，四药合用共奏清热除烦之功，使邪热从下出而黄退。陈伯坛认为："本证度亦痛在胃络耳，胃络上通于心""其痛不在心下而在心中""乃带热而痛""热痛之中已成黄，是黄而热，黄而痛"，欲降下心中之痛，行顺取法，还而肃清心中之热。""本方不求病从大小便去，但求四味药婉转于沸腾之内，互相挽留，入腹若大黄枳实趋势在心之下，栀子香豉挽之令其上……病在中者取之中"，"以降却懊侬热痛无余证"（《读过金匮卷十九·黄疸病脉证并治》）。《金匮要略·黄疸病脉证并治》曰："黄疸病，茵陈五苓散主之。"陈伯坛认为服茵陈则"黄从小便去"，"有五苓散以代行其决渎，则州都之地不横流，庶几气化无恙哉"（《读过金匮卷十九·黄疸病脉证并治》）。与本方清热除湿、利小便以退黄之功相符。应用清法，使中焦湿下热退，脾胃运化正常，胆道通利而黄疸自退。

（7）消法

消法是通过消食导滞、行气活血、化痰利水，以及驱虫的方法，使气、血、痰、食、水、虫等所结成的有形之邪渐消缓散的一种治法。在黄疸的后期，脾胃虚弱，气血不足，或用苦寒药损伤脾胃，致使水湿内停，或饮食不化而生痰湿，这就需要消食导滞或化痰利湿。此外，血分瘀热，湿热熏蒸发黄，或肝气瘀积，日久成瘀，瘀血停积，所致发黄，也需要用消法，消瘀活血，利湿退黄。《金匮要略·黄疸病脉证并治第十五》曰："黄家日晡所发热，而反恶寒，此为女劳得之。膀胱急，少腹满，身急尽黄，额上黑，足下热，因作黑疸，其腹胀如水状，大便必黑，时溏，此女劳之病，非水也。腹满者难治，硝石矾石散主之。"本条论述女劳疸转变为黑疸兼有瘀血内停的证治。陈伯坛认为本条病机是"热由肾出，则膀胱惊寒，故膀胱急""因中土不王，则肾水膨胀""腹满由脏寒所致"，硝石矾石散中硝石可"消灭劳火于无形""载黑粪而出"，矾石"可以补不足，可以损有余，一面利小便，一面约小便，仲师用以代行妇人之经水，兼清白物之源"。可知本方能消瘀、化湿、利水，大麦粥汁调服，可养胃以顾护正气。另外，对大黄硝石汤，陈伯坛认为是"下瘀热中之实粪"（《读过金匮卷十九·黄疸病脉证并治》）。还有猪膏发煎方，陈伯坛认为"非诸黄之通方""膏乃三焦之腴质，外合腠理以泽毫毛，下输膀胱以调水道……妙合乱发以通会三焦之元真，能更化水精""故以病从小便出为有效"（《读过金匮卷十九·黄疸病脉证并治》）。可见本方有润燥、消瘀、利水之功，均寓消法于其中。除上述《金匮要略》中所提及的方剂外，还可用苍术、白术、厚朴化湿，配伍陈皮、青皮、香附、砂仁等理气，配伍三棱、莪术等行气破血，配伍神曲等消食，如既治黄疸又治食积的小温中丸，理脾气退黄的无忌紫金丸等方。又有瘀血所致的发黄，常用桃仁、水蛭、虻虫等活血化瘀，配伍大黄、芒硝等泻下逐瘀。消法常用的方剂还有《伤寒论》的抵当汤（水蛭、桃仁、大黄、虻虫）和桃核承气汤（桃仁、桂枝、大黄、芒硝、甘草）。应用消法，消瘀活血，使血分瘀消热退，中焦脾胃运化正常，脏腑气机调畅，胆道通利而黄疸自退。

（8）补法

补法是通过补养的方法，恢复人体正气的一种治法。由于内伤劳倦或久病，气血亏损，肝失所养，疏泄失职，胆汁外溢发黄；或者黄疸后期，正气不足，气血亏虚，肌肤失荣发黄；或房劳过度，劳伤精血，使阴伤血燥，热入血分所致发黄。《金匮要略·黄疸病脉证并治》曰："男子黄，小便自利，当与虚劳小建中汤。"本方既为温法，又属补法之剂。陈伯坛认为虚劳小建中汤条下有里急、腹中痛、梦失精，非湿热黄疸，乃脾胃气血虚弱之萎黄证，故以小建中汤补益脾胃，建立中气，开发气血生化之源，使气血充盈，气血之色外荣，则萎黄自退，是补益脾胃气血之法。对于萎黄之证，临床上常用人参、白术、甘草、大枣等补气，当归、熟地、芍药等补血养阴，常配伍陈皮等理气药，使补而不滞。配伍茯苓等利水渗湿，配伍桂枝、生姜等温通阳气，诸药配伍，补而不滞，温而不燥。补法治疗黄疸常用的方剂有小建中汤（饴糖、芍药、甘草、桂枝、生姜）、养荣汤（《三因极一病证方论》，黄芪、人参、白术、当归、熟地黄、白芍、甘草、远志、桂心、陈皮、五味子）、参术健脾汤（人参、白术、当归、白芍、甘草、大枣、茯苓、陈皮）、五福饮（人参、熟地黄、白术、当归、甘草）。应用补法，使肝肾气血阴阳调和，脾胃运化正常，胆道通利而黄疸自退。

仲景治疗黄疸八法是临床治疗黄疸的根本大法。陈伯坛论述仲景治疗黄疸八法，重在针对病机证候分析，并与伤寒对照，方与方、药与药对照，陈述详细合理，使人纵观仲景学术思想以整体观念为指导思想、以脏腑经络学说为基本论点的辨证论治方法。但是，黄疸病因多样，病情复杂，不可能单独使用一种治疗方法，往往是多种治疗方法配合使用，才能照顾全面。正如清·程钟龄在《医学心悟》中所云："一法之中，八法备焉，八法之中，百法备焉。"因此，治疗黄疸处方用药，应该灵活运用以上八法，立法得当，组方周详，配伍严谨，才能效果显著。

（七）小儿麻疹诊疗

麻、痘、惊、疳，历来被称为中医小儿四大症。麻疹，早期称为"疮疹""疱疹""斑疹"，至明代龚信《古今医鉴》中首次记载"麻疹"一词，麻疹是感受麻毒时邪引起的急性出疹性传染病，以发热、咳嗽、鼻塞、流涕、身发红疹及早期见麻疹黏膜斑为特征，多发于冬春季节，好发于儿童。西医学认为，本病是感受麻疹病毒引起的急性呼吸道传染病，治疗上主要以非特异的抗病毒及对症支持治疗为主。随着疫苗的接种和现代医药的进步，麻疹大流行得到了基本控制，然而近几年麻疹发病率不断出现反弹，麻疹疫情持续走高。陈伯坛著有《麻痘蠡言》一书，对麻疹的病机、证候及治疗进行了阐述，且治疗方法简便实用，对后世辨治麻疹具有重要的参考价值。

1. 麻疹病因病机

关于麻疹的发病，宋以前医家多持热毒说。宋以后，对麻疹的成因多认为有 3 种，一是胎毒说；二是胎毒、时邪杂致说；三是时行疠气说。陈伯坛承袭前人说法，认为麻疹为先天胎毒，本伏藏于肾，必俟清阳发腠理，阴毒为肾所不容，方驱之出腠理。然肾气非为主动，乃以少阳为引子。由少阳带领坎肾之毒从上二焦出，营出中焦，卫出上焦，营卫不甘受毒，故几经昼夜而克以热争也。可见，陈伯坛虽承袭前人说法，但非常重视营卫之气。认为麻疹之发生变化与营卫之气、阴阳变化密切相关，虽外形发为麻疹，实则因为体内营卫之气已经改变，"与阴阳互为其消长，与营卫互为其盈虚"，故"麻痘之顺逆，消息在营卫；麻痘之生死，消息在阴阳。生死顺逆之关头，则变化于五脏之元真"。陈伯坛特别强调麻疹以少阳为枢机。少阳属肾，肾上连肺，少阳能助两脏以解除先天之毒。且少阳外主腠理，腠者三焦通会元真之处，理者皮肤脏腑之纹理。腠理即少阳火气游行内外之通路，三焦又气之所终始。火气终而始，发麻疹者火，收麻疹者亦火，惟少阳能贯彻初终，故麻疹赖少阳为枢机，使五脏元真通畅，肃清麻疹。"苟误置少阳于死地，痘必旦夕死，麻虽未死亦不祥"。

陈伯坛还对麻疹与痘疹做了鉴别比较，"麻受气于卫，卫布成麻，而反压其营，则营不畅。痘受气于营，营酿成痘，而突过于卫，则卫不畅"。麻证趋势在腑，卫气行周于诸腑；痘证趋势在脏，营卫行周于诸脏，故麻疹较痘疹病情为轻。

2. 麻疹临床表现

麻疹临床以发热、咳嗽、鼻塞流涕、泪水汪汪、口腔两颊近白齿处可见麻疹黏膜斑、周身皮肤按序泛发麻粒样大小的红色斑丘疹为主要特征。

陈伯坛论述了麻疹基本发病过程，"麻热不已，再身温五日，三日温皮，二日温衣也。复身热三日以更始皮毛，皮成而腠理开则衣落，尽十一日麻肃清"，这与现代医学把麻疹病程分为前驱期、出疹期、恢复期类似。陈伯坛还特别强调不必畏惧麻疹之发热，认为此乃阳气盛所致发热，若因发热而误认为炎症甚，多方扑灭其火，反而会损害元气。热度虽高但无险象，险在其热一去而不回，一旦出现烦躁，或不烦而躁，及躁不得卧者，则危矣。

陈伯坛提出，通过对麻疹的部位、形态、颜色及气味可判别其顺证、逆证。"麻之面起平，痘之顶平起，麻平如尺幅，隐隐有罗文处，是肌腠之影子，麻之生路在于是"。麻疹不宜有毒色，色华而泽者强，色惨者弱。麻疹若亲密而赤，其边淡白，白影如捧日云者，则预后乐观。且麻疹不宜有毒臭，臭腥而洁者预后较好，臭秽者预后较差。

陈伯坛认为麻疹为先天胎毒，非急症可比，发热三日而见麻，毒轻者数日间营卫可以火灭麻疹为乌有，故麻疹绝少死亡。但麻疹也有变证，当防其五变：麻之鼻孔异，熏黑如釜底霜者，味不归形其变一；麻之相去也，直长如屋漏痕者，形不归气其变二；麻之相连也，斜趋如蚁逐队者，气不归精其变三；麻之荣枯不一也，萧疏如火烙印者，精不归化其变四；若麻后有咳亦有利，咳甚利甚喘满死，不喘则肺移热于肾，传为柔痉死，不死亦恐未来预后多不佳。现代医学发现重症麻疹常因并发肺炎、喉炎、脑炎而致预后不良。陈伯坛亦提出若调护得当，一避风、二避寒、三避雾、四避湿、五避宿食，则多可避免出现变证。

3. 麻疹的治法

北宋著名儿科学家钱乙在《小儿药证直诀》开创"凉解"治疗疮疹的先河，后世医家受其影响较大，认为麻疹是阳邪热毒，常用清热解毒之品。元代朱丹溪《幼科全书·原疹赋》、明代万全《万氏秘传片玉痘疹·麻疹西江月》都提出清凉解毒法治疗麻疹。陈伯坛对此进行了批驳，反对用苦寒之品治疗麻痘，认为麻痘火毒以少阳为枢机，少阳木火以疏泄条达为正治，大苦大寒决非所宜，苦寒之剂摧残内气则有余，解除外毒则不足，且小儿稚阳之体，阳气更易受损。陈伯坛认为，麻痘之治以太阳得开为上吉，凶在闭而且塞，故治疗麻痘宜导引之法，方药以升麻葛根汤为首要方。因其可导地气之升，引天气之降，使太阳与太阴得开。若患者始终无热状，面青白而见麻痘者，当虑其太阳无御毒之力，麻痘密则宜麻黄附子甘草汤，麻痘疏则宜桂枝去桂加茯苓白术汤，也可在汤内加酿蜂房一饼，以加强解毒功效。若营卫之气不足，可用保元汤。毒盛加少许连翘、牛蒡子。若出现变证，脾虚甚者宜用黄芪建中汤加麻黄、葛根，肾虚甚者宜用四逆汤加参、芪、膨鱼鳃。若麻疹出现或咳、或利、或痉等症，皆余毒未清，宜用知柏八味汤加酿蜂房以尾其后。

陈伯坛论治麻痘提倡去繁就简，简便实用，提出两种家常治疗麻疹之法。凡麻疹初现面时，可以膨鱼鳃加生姜、大枣煮粥，连服 3 天。或取蜂房 1 块，纳入白豆粉、甘草末、白蜜各等份，酿满蜂房空洞内，煎水去渣服。膨鱼鳃，又称角鱼鳃、畚斗鱼鳃，为鱼类蝠鲼科动物日本蝠鲼或前口蝠鲼的干燥鳃，性味咸寒，归脾、肺经，功能清热解毒，透疹催乳，民间常以之煲汤或煲粥给小儿食，以促使麻疹及时发齐。陈伯坛认为膨鱼鳃、酿蜂房等为甘平之剂，功能透邪解毒而不伤正。膨鱼鳃为少阳专药，能"一洗麻痘之毒而空也"，酿蜂房可纳胎毒于空洞圈，潜通稼穑之灵，这两者的使用反映了陈伯坛独特的治疗用药风格，也反映其临床治疗非常重视元气，虽透邪解毒不忘扶正固本。

（八）血证诊疗

血证是指以出血为主的病证，有广义和狭义之分。广义的血证是指各种原因导致的与血有关的疾病，包括各种出血、血瘀、血热及血病有关的并发症；狭义的血证通常是指以出血为主要证候的各种不同部位出血病证的总称。《金匮要略·惊悸吐衄下血胸满瘀血病脉证治》对吐血、衄血、下血、亡血、漏下等病证做了较系统论述。血证病因病机甚为复杂，如外感、火邪、疫毒、嗜酒、阴虚、阳虚、气虚、气滞、寒凝、瘀血、外伤等，均可致血络损伤而出血，治疗则强调辨证施治，并非见血止血。陈伯坛在《读过金匮》一书中，对于血证的病机尤其强调火邪致病，在治疗上也注重祛火邪。

1."火""热"为血证的基本病机

导致血证的病机虽复杂，有虚寒的可能，如气虚阳衰不能摄血而出现血证；中焦阳气虚寒，血不归经可致吐血；中焦虚寒，不能统摄血液，致胃肠血液下渗出现便血等。但究其主要原因，却以火、热为主。宋代严用和在《济生方·血病门》中提出"夫血之妄行，未有不热而发"；李东垣《脾胃论》云"诸见血皆责于热"；明代张景岳的《景岳全书》曰"动血之初多由火，及火邪既衰而仍不能止者，非虚即滑也"，以及"血动之由，惟火与气耳"；清代叶天士的《临证指南医案·吐血》中云："若夫外因起见，阳邪为多，盖犯是症者，阴分先虚，易受天之风热燥火也。至阴邪为患，不过其中之一二耳。"历代医家对于血证病机论述，多认为是火热蒸灼，迫血妄行。而火热有虚实之别，实火可见：肝火刑金，火热熏灼肺络引起咯血；胃中积热可伤及胃络或肝火横逆犯胃，血随气火上逆则引起吐血和齿衄；肠道湿热，营血内扰引起便血；心火下移膀胱，下焦热盛则尿血；而热毒内陷营血，灼伤脉络，迫血妄行，溢于肌肤而成紫斑等。虚火多以阴虚火旺多见，肺阴虚，虚火灼伤肺络则见痰中带血；胃阴虚火旺灼伤胃络可见呕血、黑便；肾阴虚，相火妄动则出现尿血、齿衄、紫斑等。

2. 陈伯坛的认识

《金匮要略·惊悸吐衄下血胸满瘀血病脉证治》曰："吐血不止者，柏叶汤主之。"陈伯坛在《读过金匮》一书中注解说："吐血当然有火邪……同是吐血，火邪移热于血，则热在其血，必吐血而后热可除。热虽甚不死者，乃热伤阳络所致，血热而其脉未尝热也。若脉气变火而热，则热在其脉，即不吐血而火有加。"陈伯坛认为吐血的病因病机主要是火邪，是火邪移热于血，灼伤血络所致，则热在其血，必吐血而后热可除。"书不止者，吐血非仅见一次可知矣，岂非火邪太盛耶？柏叶汤有姜艾在，恐有燎原之虑也。经谓气温气热，治以温热，非反治乎哉！反治者从治，何以当行从治法耶？泻心汤未始不可以承其乏也，彼证心气不足，对泄热气有余，则且吐且衄，三味药损之即所以补之，为保障君火而设。本证火邪只有逆上而无亲上，必有相火肆行于其间，责在肝，肝为阳中之少阳，过于疏泄，少火将立变为雷火矣。柏叶汤能下火也，从治不失为逆治，能预防雷火之变。方中有艾把在，艾与火相得，灸百病不为邪，义取病得火而艾安也，浅言之用以止血，深言之则止火止血也，注家认为热伤阴分，宜以温散之品宣发其热，妄加阳虚血走四字为注脚，告以热因热用之理化则茫然，皆有其畏姜艾而不敢用，往往亡人之血如反掌也。"陈伯坛认为吐血不止者，乃因火邪太盛，柏叶汤能下火，从治不失为逆治。他对柏叶汤解释说："本方又如仲师所云见于阳者，以阴法救之矣……柏为阴木……叶能覆下，疏通其叶下之火，则血无所丽矣……从何归还在地之火乎？火者脉之根，脉根于火，而后有血脉无火脉，若火与血争热，势必火胜而血负，于是牺牲其血以让火，吐血无非火焰之所迫而形，直是以脉气为火烬矣。妙有艾把在，能使火气者也，凡受气于艾上之火，便间接人身之火，名曰灸草，取其避免火邪也……取马通汁一升合煮作合用……几见奔腾之马，因路遥而吐血者乎？马腹无雷火之窜可知……马通殆无火矣乎？马通乃血汁之余，任人鞭策，而沿路下粪者，马独能之，其退后之火力，尤大于进前，具有引血归经之潜力，用能打消雷火于无形者，马通亦与有其功。"（《读过金匮卷十九·惊悸吐衄下血胸满瘀血病脉证治第十六》）

《金匮要略·惊悸吐衄下血胸满瘀血病脉证治》曰："下血，先血后便，此近血也，赤小豆当归散主之。"陈伯坛曰："瘀血为火邪所操纵，火邪退则便先于血，火邪进则血先于便，仲师则腰截其远血之方来，乘火邪之进以立方，是亦操纵火邪之捷法，独是有进无退者火气也。"先血后便是火邪，火邪可迫血妄行。陈伯坛对赤小豆当归散去火邪解释说："本证可以不用浸出豆芽矣乎？师若曰否否，豆不出芽，不能破血热，血中有热在，犹乎豆中有芽在，浸入水中，于是乎出芽，用以讨取血中之热，热除则血与脉如初矣……有流动之当归在，当归代行其新血，则近血之源若潮生矣。不去豆质又何取？留赤豆以作当归之随从，令与瘀相得，瘀藉豆为传化，付诸糟粕之中损有余，其后下黑粪者常有之，当归自能以独力补不足，是更新其未下之血也。何以浑不理会火邪耳？血近火亦近，血行则火邪无所丽，脉气遂与火邪若离合，脉行而火不行，水火才有互根之余地也……本方药力必及于太冲为尽头，太冲之地，名曰少阴，少阴脏即水火之乡也，火邪必自有而之无，初不料其退藏于密也，良由仲师神于导血，血导火邪，血脉交注而不越其轨"（《读过金匮卷十九·惊悸吐衄下血胸满瘀血病脉证治》）。陈伯坛认为，豆芽之赤小豆讨取血中之热，当归更新其未下之血，仲师神于导血，血导火邪，血脉交注而不越其轨而止血。

（九）水气病诊疗

　　水气病是仲景论述的重要内容之一。《金匮要略》对此病有专篇，而在《伤寒论》中，则散见于诸篇。仲景著作中，水气病涵义有广义和狭义之别。广义上的水气病是泛指一切与水饮有关的疾病，其中包括了痰、饮、水、湿四邪作用于人体而产生的各种疾病。水饮作为人体正常生理所必需的一种物质，进入胃后，由于脾、胃、肺、三焦等诸脏腑功能异常，导致水液在体内停蓄，从而繁生各种病邪：因积而成水邪，泛于皮肤则为水肿；因聚而为饮邪，留于人体而为悬饮、溢饮、支饮等；因散而为湿邪，附于关节肌肉，而为痹证；因凝而为痰邪，行于脏腑经络而生百病。其临床症状常表现为热、渴、呕、痛、利、咳喘、惊悸、豉胀、二便不利等各有关脏腑的相应症状。狭义上的水气病则专指水邪为病，是由于脾胃虚弱，运水无功以致水停为邪，泛溢于皮肤而成水肿的一种病证，临床症状以水肿为主要表现。其病因病机以及临床表现与痰、饮、湿三邪并列，相对独立。《金匮要略·水气病脉证并治》专篇讲的是狭义的概念，仲景就狭义水气病的形成、分类、治则、方药给予了比较详尽的论述。而《伤寒论》中有关的水气病则属于广义的水气病。

1. 水气病源流

(1)"水""水病"

水作为病名，最早见于《内经》。《素问·阴阳别论》曰："三阴结，谓之水。"《素问·宣明五气》说："下焦溢为水。"《素问·水热穴论》在"水"的基础上，又提出"水病"病名："……故水病下为胕肿、大腹，上为喘呼不得卧者，标本俱病。"水肿是因水而肿的病证，盖"水""水病"是水肿病名的雏形。

(2)水胀

《灵枢》虽然设有《水胀》篇，但仍以"水"为名，对水肿症状做了较为详尽的记载，《灵枢·水胀》曰："水始起也，目窠上微肿，如新卧起之状，其颈脉动，时咳，阴股间寒，脚胫肿，腹乃大，其水已成矣。以手按其腹，随手而起，如裹水之状，此其候也。"唐·孙思邈在《备急千金要方·水肿》中又有"水胀"的病名，曰："水胀，胀而四肢面目俱肿。"

(3)水气

水气之名，首见于《内经》，《素问·评热病论》曰："诸有水气者，微肿先见于目下也。"《素问·逆调论》也说："不得卧，卧则喘者，是水气之客也。夫水者，循津液而流也。肾者水脏，主津液，主卧与喘也。"

古代医家对水气的概念，有人认为水气是水之寒气，如成无己《注解伤寒论·辨太阳病脉证并治》认为是"水气上冲"，说"水寒相搏，肺寒气逆"；也有人认为水气即是水饮之气，如钱天来《伤寒溯源集·心下水气》说："水气，水饮之属也。"刘渡舟教授则指出，"水气的概念，应是既有水饮，又有寒气""因水与寒、水与饮往往协同发病。水指其形，寒指其气，饮则指其邪。二者相因，故不能加以分割"。

（4）水气病

张仲景在《内经》对水的认识基础上，首次提出了"水气病"病名，并且有诸多论述，其在《金匮要略》中设专篇，对水气病的分类、症状、脉象、治则、方药进行了详细论述，为后世辨治水肿病奠定了基础。

2. 陈伯坛的认识

陈伯坛认为水气病应综合治理。《金匮要略·水气病脉证并治》原文："师曰：诸有水者，腰以下肿，当利小便；腰以上肿，当发汗乃愈。"陈伯坛注："本条宜活看矣。非活看其腰以下腰以上也，当活看其下肿及上肿也。上下有界线，肿上肿下无界线。上言四肢头面肿者有矣。面目肿大，手足上陷而不起者又有矣。一身面目黄肿，又有身体肿重，腹满因肿者，何尝限在腰间乎！阴肿则低过于腰也，脐肿则适当其腰也。下言面目身体四肢皆肿，又一则曰面目手足浮肿，一则曰一身悉肿，独黄汗病曰腰以上汗出，下无汗。汗分上下耳，非肿分上下也。黄汗之为病，身体肿故也。伤寒大病瘥后，从腰以下有水气，庸或下肿上下不肿。若谓五水证或肿下不肿上，甚且上肿不下肿，则前后路未之见也。准如师言，师又言其所未言矣。得不谛听其面命乎。"陈伯坛的意思是要灵活看待本条，即灵活看待其上肿和下肿，上下有界线，肿上肿下无界线。有条文说四肢头面或面目肿大，手足上陷而不起，是指上下都肿。陈伯坛说："特书师曰，诸有水者，总括上下文有水而言。曰腰以下肿，不曰腰以下肿者，显非单举一人以为例矣。腰以上肿句下亦无者字，是下肿上肿无彼此，分明一人分作两人看，盖为腰以下腰以上两立其治法。"陈伯坛认为腰以下肿、腰以上肿不是举一人为例子，即有些腰以下肿明显，有些腰以上肿明显，因而为腰以下腰以上立了两种治法。"同是肿，殆谓治下勿遗其上，治上勿遗其下也。曰当利小便，不曰利小便则愈，话犹未毕也。不过下部与小便相近，则以小便利为先务耳。曰腰以上肿，又从上着手。曰当发汗乃愈，亦取汗近上之意。多乃愈二字，利小便未愈汗乃愈。假令但发汗亦非易愈也。师若曰，必尽二法之长乃有效也。五苓散则利小便发汗兼长，无如消渴条下无肿字，五苓能越俎乎？上言腹满因肿条下，师言此法当病水。曰若小便自利，及汗出自当愈，可悟二法不能缺一矣。下文里水则有越婢加术甘草麻黄二方在。舍越婢加术汤无利小便明文，舍甘草麻黄汤无发汗一分子。特引而不发者，教师之诀也。仲师循循善诱处，尽在不言中。"（《读过金匮卷十九·水气病脉证并治》）陈伯坛认为，治疗水肿病应该治下勿遗其上，治上勿遗其下，亦即综合治理之意。当利小便，不过下部与小便相近，则以小便利为先务；当发汗乃愈，亦取汗近上而因势利导之意。多乃愈二字，利小便未愈汗乃愈，就是两种疗法的结合。

（十）肾病诊疗

陈伯坛治疗肾病注重肾间动气的作用，他认为休作有时之劳是正常的生理活动，反之，体劳、心劳过度，即肾间之动气衰退而为肾病。《金匮要略·血痹虚劳病脉证并治第六》曰："虚劳腰痛，少腹拘急，小便不利者，八味肾气丸主之。""虚劳不尽因有龙雷之火也……时而任事，赖有龙雷为之使，为休作有时之劳，亦不死于劳，反实便无活泼泼之龙雷。肾间之动气从此寂，勿误认身凉和为乐观也。""书腰痛，是短太阳之气者腰为之。其痛也，气伤痛者是。书小腹拘急……短少阳之气者小腹为之。其拘急也，正气即急者是。"陈伯坛认为腰痛为短太阳之气，小腹拘急是短少阳之气，所谓短即消耗令其不足之意。"书小便不利，气化不能出可知。布化之腑为膀胱，气化之原者坎肾也，八味肾气丸主之……八面皆有龙雷一分子，息息以肾气为主动，不啻纳虚人于水火互根之中也。"陈伯坛认为小便息息以肾气为主动，气化即能出。如小便不利，即气化不能出，故要用八味肾气丸主之，调补肾气。他对八味肾气丸的理解："命方何以不曰肾气八味丸耶？长沙非谓八味受气于两肾，药力为肾气所潜移也。谓两肾受气于八味，肾气为药力所潜移也。肾为阴中之少阴，通气于冬气者也……方内重用地黄，轻用桂、附，注家疑三味有轩轾。假令桂、附浮于地，成何阴中之阳为真阳乎！其余五味皆无毒之品，经谓无毒治病，十去其九，又曰不胜毒者以薄药，可悟长沙爱护虚劳之得意。药味与谷肉果菜无甚异，其与丸不与汤者，即《素问》无使过之之义耳。要不离乎纳病人于生化之宇，以更始龙雷为方旨。山茱萸之酸收而温中；牡丹皮之辛寒而安脏，则与春雷相契合；山药之强阴；泽泻之养脏；茯苓之安魂养神，则与夏龙相契合。龙雷不可见，所流露春生夏育之端倪。龙雷之火之互根不可见，日受本丸之赐而不觉，则肾气已有造于虚劳。独是下文肾气丸凡三见，无八味二字，得毋崔氏原方无消说耶！此味与下文示区别，八味药不啻专为虚劳而设，下此不过借助肾间之动气而已。"（《读过金匮卷十九·血痹虚劳病脉证并治》）

（十一）痰饮病诊疗

陈伯坛治疗痰饮病强调"和"字。《金匮要略·痰饮咳嗽病脉证并治》曰："病痰饮者，当以温药和之。"陈伯坛注释曰："书病痰饮者，不曰治痰饮者，彼非急于救治，则不须治矣。曰当以药和之，不曰当以药治之，伤寒有曰津液和，曰营卫和，脉和胃和阴阳和，和药有何标准？病和则是要和之代价矣温药和。"他强调痰饮病要以药和之，即要用温和之药，和药有何标准？病和则是标准。"后世曰见痰休治痰，气行则痰灭之说，殆本乎此也。彼亦行气药，为行痰之舟楫，亦知痰饮之所以深入难出者，由于气行之速率，无从曲引其痰乎？举凡顺气化痰之市药，不能放诸皆准者此也。仲师非谓气和味和便是药，能和方是无药之神通，

不和则有药而无当也。和者阳和四布之称也。有春气在谓之和，无春而
有夏，无秋而有冬则不和。下文病悬饮且曰冬夏难治矣，况痰饮乎！"
陈伯坛举后世之例，即见痰休治痰、气行则痰灭之说，治疗用行气以行
痰之法。陈伯坛指出"能方是无药之神通，不和则有而无当也"（《读过
金匮卷十九·痰饮咳嗽病脉证并治》），即不和是虽用了药，但用药不当，
也不可能和。并认为和就是阳气正常四布，痰饮即被清除而不生，就好
像自然界春夏秋冬正常更替就是和。有春气在谓之和，无春而有夏，无
秋而有冬则不和。

四、医案选录

陈伯坛一生忙于诊务、教学及著书，虽活人无数，但无暇记录和整理
医案，现仅存十余则医案，收录于《广东近代老中医医案医话选编》及
《广东中医》杂志。所有医案内容简单，只记方名，未记录药物和剂量，使
人难以深入了解陈伯坛立方用药之精髓。现将笔者整理的陈伯坛的部分医
案介绍如下。

脐孔痛

陈某，男。患脐孔痛，四周无红肿，亦无其他症状，经治疗无效。余
诊其脉沉涩，认为寒结脐中，当以温中散寒为治，以白通汤取上通下济法，
服数剂而愈。（《广州近代老中医医案医话选编》）

按语：白通汤出自《伤寒论·辨少阴病脉证并治》，原方由葱白、干
姜、生附三味药组成，具有补阳破阴之功效，主治少阴寒证兼阳虚下利。
方中附子、干姜大辛大热，温脏驱寒，回复阳气；葱白破阴通阳，交通阴
阳。脉象沉涩，说明以少阴肾阳虚为本。阴寒内盛，寒气阻滞，气机不
通，拘急而痛。治以白通汤辛温通散，使阴寒渐散，气机通畅，则病退

而安。

便秘

黄某，男。患腹满疼痛，不大便十余日。医以丸药下之，均不见效。延至二十余日，仍无大便。余诊其脉迟弱，认为中气虚而寒气凝也，如冰结焉。虽日施攻下，反伤中气，不特不通，反而伤害中气。当以温中祛寒为治，用重剂大建中汤，服后便通而愈。(《广州近代老中医医案医话选编》)

按语： 本证患者脉迟弱，属于寒积便秘，脾阳不足是致病之本。脾胃受寒，中焦受损，肠失温煦，传送无力故便秘。前医采用攻下之法，必更伤中阳。大建中汤出自《金匮要略》，由蜀椒、干姜、人参、饴糖组成。方中蜀椒、干姜温中散寒，人参、饴糖温补脾胃，大立中气。诸药合用，功在温建中阳，补虚散寒，助大肠运行之力，恰中病机。

手指挛痛

某童，六岁。忽于夜半惊醒，大呼手指挛痛。诊其脉弦紧。余认为诸寒收引，皆属于肾。用桂枝甘草龙骨牡蛎汤合四逆汤治之，服数剂而愈。(《广州近代老中医医案医话选编》)

按语： 寒性凝滞，寒邪伤人多见疼痛。《素问·痹论》曰："痛者，寒气多也，有寒故痛也。"患儿脉弦紧，手指挛痛，为外感寒邪的表现。《素问·至真要大论》曰："诸寒收引，皆属于肾。"对于诸寒之症状表现，应重视温补肾阳。四逆汤是《伤寒论》少阴寒化证的代表方剂，由附子、干姜、甘草三味药组成，陈伯坛用温阳散寒的四逆汤，使患者血脉通畅，通则不痛。桂枝甘草龙骨牡蛎汤，出自《伤寒论·辨太阳病脉证并治中》："火逆下之，因烧针烦躁者，桂枝甘草龙骨牡蛎汤主之。"该方由桂枝、甘草、龙骨、牡蛎四味药组成，患儿半夜因痛而惊醒，此方中使用桂枝甘草龙骨牡蛎汤，有温补心阳、镇潜安神之功效。

144

痉挛强直症

陈某，男。忽患两足强直，腰背拘急，难入睡，不欲食，数日不大便，小便不利，溺时涩痛而额汗出。余认为诸暴强直皆属于风。风伤筋，筋伤至骨。膝者筋之府，节者骨之关。伸为阳，屈为阴。所谓太阳不至，屈伸不利，患者两足能伸而不能屈，手太阳已被压于两膝之下。此阴阳相持于膝下，邪正相搏于膝上，背强而掣其胸，腰强而掣其腹，所谓邪入于输，腰背乃强。胃不和，则食不下而卧不安。且肾开窍于二便，前阴不消水，溺淋痛甚致额汗出；后阴无谷之可消，何来大便？则二便不能受气于肾行使通利之职责可知。治之之法，病在上应取之下，病在下应取之上，病在中旁取之，取腹之两旁，不如取腰之两旁。腰肾有少阴之枢在，应以急封阴枢为第一要着，用四逆散加茯苓作汤送服，同时使啜热粥取汗。服后小便先通畅，膝能屈，能进食，及稍安睡。再按前法去茯苓，遍身亦有微汗。继用瓜蒌桂枝汤，因病者与痉病之症状身体强几几然之故，再用桂枝人参新加汤，因此病者能起且能步，但不能久立。续以甘草附子汤、甘草干姜汤先后与服，以善其后。(《广州近代老中医医案医话选编》)

按语： 陈伯坛抓住主要矛盾，以通利二便为先着，处方重剂四逆散加茯苓，并嘱咐患者吃热粥取汗。服药后小便通利清长，并解大便一次，遍身微似有汗，两膝亦能屈伸，而且能吃能睡。第二天，再进前方去茯苓，并嘱服粥取汗，服药后遍身仍有微汗出，病情继续好转。第三天因二便通利，转而治"痉"，《金匮要略》曰"身体强，几几然，此为痉"，故用瓜蒌桂枝汤，身体强直得以缓解，精神康复，惟余身体疼痛，改予桂枝加芍药生姜各一两人参三两新加汤。服药后已能起步，但未能久立，改予甘草附子汤、甘草干姜汤善后。

癫痫

赵某，十八岁。平素无病，一日突然握拳、面青、不知人事，一日数发。脉弦数。余认为肝实，以肝之变动为握，又为罢极之本。故其为病必及而后罢，是热邪在肝，复受惊恐而得之，与龙胆泻肝汤，一服好转，继服风引汤而愈。（《陈伯坛先生学术经验简介》）

按语： 肝主疏泄，肝经实热引起气机升降、情志及精神的异常。肝在变动为握，故患者出现紧握拳头的症状。治以龙胆泻肝汤清泄肝热。风引汤出自《金匮要略·中风历节病脉证并治第五》，原文曰："风引汤，除热瘫痫。"由大黄、干姜、龙骨、桂枝、甘草、牡蛎、寒水石、滑石、赤石脂、白石脂、紫石英、石膏等 12 味药组成。患者肝经实热，复受惊恐，陈伯坛用风引汤重镇潜阳，清热息风。

睡中昏迷

吴某，男，年四十许。一次为家人发现夜半睡中昏迷，不知人事，一二时后渐清醒，如是者屡见。余诊脉弦大，认为诸风掉眩，皆属于肝。且肝为罢极之本，魂之处也。睡时发生，是肝不藏魂故也。以吴茱萸汤治之而愈。（《广州近代老中医医案医话选编》）

按语：《素问·宣明五气》曰："心藏神，肺藏魄，肝藏魂，脾藏意，肾藏志。"患者于睡中昏迷，与肝不藏魂，神魂不安于舍有关，病位应在肝。吴茱萸汤出自《金匮要略》，方由吴茱萸、人参、生姜、大枣四味药组成。陈伯坛用此方暖肝温经，使患者肝脉调和而痊愈。

眩晕

陈某，男。体胖，素患头眩心悸。一日忽面红如醉。医某以为实热，用凉药治之而益甚。余诊其脉浮虚。认为寒热乃少阴之标本，水火为阴阳之互根。投凉药而益甚者，是水火互脱之象，与重剂真武汤治之而愈。（《广州近代老中医医案医话选编》）

按语：患者素体阳虚，痰饮内蓄。今见面红如醉，颇似实热之证，但脉浮而细，反映出阴寒过盛、阳浮欲脱的病情真象。前医投以凉药，其愈治愈甚。陈伯坛按脉察证，连投大剂真武汤，方挽回欲脱之阳。

失音

吕某，女。病失音，无其他症。余诊之则脉象沉细，所谓少阴不至者喑。用肾气丸合麻黄附子细辛汤治之，盖声出之于喉而根于肾，以助肾之动气。再服声开而安。(《广州近代老中医医案医话选编》)

按语：麻黄细辛附子汤，出自《伤寒论·辨少阴病脉证并治第十一》，原文云："少阴病，始得之，反发热，脉沉者，麻黄细辛附子汤主之。"全方由麻黄、细辛、附子三味药组成，具有温经助阳解表之功，是张仲景治疗太少两感之名方，然而该方作用远不止于此。《灵枢·忧恚无言》曰："人卒然无音者，寒气客于厌，则厌不能发，发不能下，至其开阖不致，故无音。"《杂病广要·喑》曰："暴哑声不出，咽喉异常，卒然而起，或欲咳而不能咳，或无痰，或清痰上溢，脉多弦紧或数疾无伦，此大寒犯肾也，麻黄细辛附子汤温之。"因咽喉系肺肾经脉贯注之所，足少阴之经循喉咙，夹舌本，肺为声音之门，而肾实为呼吸之根。如寒邪犯肾，多成此疾。据"脉沉细"，可知患者属少阴虚寒证，这也是用麻黄细辛附子汤治疗该病证的重要依据。附子温肾，麻黄、细辛发表散寒，配以肾气丸温肾助阳。诸药合用，切中病机，故奏捷效。

狂病

南海董令患狂病，延先君诊治，切脉洪数，断曰：此火病也。经云：诸躁狂越，皆属于火。与桂枝甘草龙骨牡蛎汤数剂而愈。(《陈伯坛先生学术经验简介》)

按语：《素问·至真要大论》云："诸躁狂越，皆属于火。"患者患狂病，脉洪数，由此判断此病是因火而致。陈伯坛以桂枝甘草龙骨牡蛎汤治狂病，具有潜阳镇逆、收敛神气之神效。

胎逆危证

郭伟三之妹，妊娠七个月。患发热咳喘，误治症变，乳大如斗，腹部膨隆减少；气喘、面赤、发热、大汗不止、手足厥冷、目斜视，阳气有欲脱之状，危在顷刻。先君诊之，脉沉微，断曰：急则治其标，先固阳止汗为急务，及收胎气上逆之水。借用真武汤治之，一剂而乳略平，再剂而安。后二月举一男，颇雄壮，母子皆安。(《陈伯坛先生学术经验简介》)

按语：本案虽未言前医何误，但据原有发热咳喘见症，颇似外感；误治后遂至乳大如斗、大汗不止、肾水上泛诸症。又与"太阳病发汗，汗出不解，其人仍发热，心下悸、头眩，身瞤动，振振欲擗地"之证相似，且势更危急。陈伯坛认为，此证属胎气引水上逆，阳浮欲脱，遂以真武汤镇水回阳，使水静胎安，发热、面赤、汗出诸症皆除。

癫

黄某，女性，年二十，未婚。患精神失常，或歌而哭，如醉如痴，语无伦次，久医不愈。及延先君诊治，切脉弦数，断曰：此血证谛也。与桃核承气汤二剂，经水通畅而愈。(《陈伯坛先生学术经验简介》)

按语：患者为青年女性，精神失常，或歌而哭，如醉如痴，语无伦次，脉象弦数，诊断为癫病。属于血证有瘀热。《伤寒论·辨太阳病脉证并治中第六》："太阳病不解，热结膀胱，其人如狂，血自下，下者愈。其外不解者，尚未可攻，当先解其外。外解已，但少腹急结者，乃可攻之，宜桃核承气汤。"由于热与血结，血为心所主，心主神明，热与血互结于下，不能上承心神，心失所养，邪热上扰，故见一系列神志异常的症状。陈伯坛曰：

"曰血气少也，血气与魂魄，有如是关系耶。诸血皆属于心，心者生之本，神之变也，用以充血脉。血气虚则脉气虚，脉气虚即心气虚，心神无定舍，则血神无正轨。"可见神志疾病的发生与血密切相关。陈伯坛使用桃核承气汤治疗，桃仁辛润以活血逐瘀；桂枝辛温，宣阳行气，通经活血；得苦寒泄热之大黄，则能使瘀热从大便出；得咸寒软坚之芒硝，则泄热作用更强；佐甘草和药。五药相互为用，瘀血得下，邪热随下血而去，而癫病得愈。

陈伯坛

后世影响

一、历代评价 🕊

当代学者对陈伯坛评价甚高。如：其学生邓羲琴认为，"若学术同时并进如先生者，寝馈轩岐之日，正莳枕图史之年，既夙业于艺文，旋少谙乎方技，求诸科举时代，无出其右矣"。

其学生林清珊赞曰："是书乃《伤寒论》之文澜，先生即张仲景之书记。两本书若作一本读，则此外如蔓藤，觉有《伤寒论》为之前，是书宜今亦宜古；有是书为之后，《伤寒论》宜古亦宜今也"。

其弟子彭泽民亦云：先生"所著《读过伤寒论》与《读过金匮要略》，考正字句，抉发经义，复以临床经验相发明，于自晋以后诸家注疏多所批评，由于用力精勤，识见赅富，故能阐幽探奥，融会贯通，自成一家言"。

邓铁涛认为"民国时期涌现出一大批医家，在汇通与创新中医学中做出了有益的尝试，如：张锡纯、祝味菊、曹颖甫、恽铁樵、唐宗海、陈伯坛、张国华等即是其中的代表。他们一方面熟通旧学，一方面融会新知，研习西学，在诠解与发挥中医学术方面献出了巨大的努力与心血。今日看来，虽然有些理解难免牵强诘屈，但这种精神确实是值得表赞的，这是历史发展的轨迹。"

湖北省中医药研究院叶发正，评价《读过伤寒论》："别有特点，既不取前贤注释只言片语，亦不采一时风靡之西说，一切解说均独出自胸臆。""不纠缠各派之纷争而以临床实践出发……不受陈规教条主义的限制，没有老八股之气，言词生动活泼，颇多新的观点……陈伯坛在注释《伤寒》上，不落前人窠臼，有许多创新之处……他是民国期间以传统方法研究伤寒学的著名医家。"

著名学者左霈为陈伯坛题词"恂恂其貌，休休其容，壮领乡荐，文坛之雄，精研方术，救世为衷，伤寒金匮，阐幽发蒙。继长沙之绝学，开百粤之医风。是为万家生佛，蔚成一代师宗。"

二、学派传承

　　在中医学数千年漫长的历史发展过程中，涌现出大批的著名医家，形成了不同的学术流派，其间的争鸣与渗透，促进了中医学术的发展，使中医理论体系得以不断完善，临床疗效不断提高，在中医学术发展中发挥了重要的作用。

　　关于学术"流派"的含义，任应秋教授提出："凡一学派之成立，必有其内在的联系，否则，便无学派之可言。所谓内在联系，不外两端：一者，师门授受，或亲炙，或私淑，各承其说而光大之；一者，学术见解之不一致，各张其立说，影响于人。"也就是说，一个学术流派的形成应具备以下条件：其一，有一个或几个有影响有威望的学术带头人；其二，有一部或数部反映这派观点的传世之作，并保持该学派的研究方法和学术风格；其三，有一大批跟随宗师（包括家传和私淑）的弟子。而中医学术流派的划分，历来观点也不尽统一，因其重视问题的角度不同，可以分派各异。若从学术观点划分，可以分为寒凉派、攻下派、补土派、滋阴派、温补派等；若从师承关系划分，可以分为河间派、丹溪派等；若从研究方向划分，可以分为伤寒派、温热派、汇通派等；若从对经典著作的研究划分，可以分为医经派、经方派、伤寒派等；若从地域划分，可以分为岭南伤寒派、邵派伤寒、孟河医派、山阳医派等。

　　岭南医学是中医学的一个流派，岭南为五岭以南的广东、广西东部、海南、港澳等地区。岭南的地理、气候环境和生活习俗比较特殊，因而岭南中医药具有鲜明的地方特色。邓铁涛教授提出"岭南医学是祖国医学普遍原则和岭南地区实际结合的产物"，并认为通过研究岭南医学，不仅可以发现该地区医学发展的特殊性；通过对这些特殊性的研究，也有助于认识整个中国学术的发展进程。岭南炎热多湿，明清时期温病时疫横行。因此，基于这一特点，近代对岭南医学的研究无论从深度和广度而言，均以对岭南温病的研究为重，多注重温病之学派，而略于伤寒学派的研究。其实，岭南伤寒学派治疗疑难杂病、疫病，很多崇尚张仲景，妙用经方，救人无算。陈伯坛便是清末民初岭南伤寒学派的代表人物，陈伯坛师从张仲景，集中精力研究《伤寒论》《金匮要略》，深得张仲景《伤寒论》要旨，《读过伤寒论》与《读过金匮卷十九》是其学术成就的代表，对中医伤寒理论的形成颇有影响。当代许多医家认为，陈伯坛是清末民初岭南著名的中医伤寒学派宗师，与赵鹤琴、黎庇留、陈月樵并称为广东近代四大名医。

陈伯坛曾在香港独资创办了"伯坛中医专科学校"，扶持后进，从游弟子甚众，陈伯坛对来请执弟子礼者未曾拒诸门外，始终本着"得天下之英才而教育之"的理念，可谓桃李满门。三四十年来，培育中医人才千百计，其弟子遍及粤、港、澳等地。其中成为医界名流的有在港业医的陈甘棠、陈遂初、陈仿周、陈柳一、陈鉴人、陈子石、陈习之、陈瑞甫、陈昆华（女儿）、陈万驹（儿子）等；在广州业医的有程祖培（广东省名老中医）、钟耀奎（广州中医学院教授）、鞠日华（广州医学卫生社发起人）、区砺（广东中医专伤寒科教师）等；在江门业医的有赵景明、陈仲明等。

三、后世发挥 🦢

对陈伯坛的著作和学术思想的总结和整理，是当代研究岭南伤寒医家的热点之一。如陈伯坛之女陈坤华，重点总结了陈伯坛的医学理论、临床经验及九则医案；肖衍初总结了陈伯坛研究《伤寒论》的方法及阴阳气化理论；李永宸等在其文中着重对《读过伤寒论》的"读法"进行探讨和解读，认为其读法颇有心得创见；黄仰模整理陈伯坛《读过金匮卷十九》点校出版，为岭南四家著作中最早被点校的书目。书后附有《读过金匮》的研究论文数篇；包括《从＜读过金匮卷十九＞看陈伯坛的学术思想》《陈伯坛＜读过金匮＞之研究》等，简要介绍了陈伯坛的生平、说明《读过金匮》版本情况、治疗杂病的学术风格、注重阴阳气化学说、读法上应与伤寒合观、陈伯坛用方用药特点、介绍辨治一些疾病的独特经验等。何春丽于 2007 年 4 月完成了《读过伤寒论》的点校工作，其硕士学位论文《陈伯坛＜读过伤寒论＞点校和学术思想研究》对陈伯坛生平、学术思想等各个方面均做了系统的探讨，认为陈伯坛研究《伤寒论》有两大特点：一是以经释论，即以《黄帝内经》《难经》《神农本草经》等中医经典著作的理论来研究《伤寒论》；二是以论释论，即用《伤寒杂病论》原文前后互参，相互佐证，方得仲景本意，通过梳理《读过伤寒论》版本源流对其学术思想进行了深入的探讨。

此外，《广州近代老中医医案医话选编》中，选录了陈伯坛八则医案及七则医话。《广东中医》1962 年选登了程祖培四则医案。彭若铿整理其老师程祖培的遗作，集成《程祖培先生医学遗著》一册，介绍了程祖培的医学经验和学术见解。全书分为三个部分：一为红杏草堂医论，主要阐述程祖培的经方释义及临床运用经验，其学术见解多源于陈伯坛。二为红杏草堂医案，共收录四十七则程氏医案，内容涉及伤寒、温病、各种杂病和妇儿疾病等的治疗。三为红杏草堂经验方，包括陈伯坛所传经验方四首、陈坤华抄传陈伯坛经验方十二首、程祖培经验方八首。书后还附录有程氏撰写的八篇医学论文。

综上所述，陈伯坛一生钻研张仲景学术，对《伤寒杂病论》《金匮要略》的研究均有深厚造诣，形成了独特的医学理论和临证风格；其医著

《读过伤寒论》《读过金匮》《麻痘蠡言》自成一家之说，尤以《读过伤寒论》在岭南影响最大；他先后在广州、香港创办中医学校，亲手培养出数以千计的学生，其中不乏各地名医。其行医教学五十余年，被誉为近代岭南著名的伤寒学派的鼻祖。

陈伯坛

参考文献

［1］宋·严用和.济生方［M］.北京：人民卫生出版社，1956.

［2］清·钱潢.伤寒溯源集［M］.上海：上海卫生出版社，1957.

［3］清·李用粹.证治汇补·消渴［M］.上海：上海卫生出版社，1958：
318.

［4］清·叶天士著，徐灵胎评.临证指南医案［M］.上海：上海人民出版
社，1959.

［5］明·王肯堂.证治准绳［M］.上海：上海科学技术出版社，1959.

［6］日·丹波元简.灵枢识［M］.上海：上海科学技术出版社，1959.

［7］清·沈金鳌.杂病源流犀［M］.上海：上海科学技术出版社，1962.

［8］清·姚止庵.素问经注节解［M］.北京：人民卫生出版社，1963.

［9］隋·杨尚善.黄帝内经太素［M］.北京：人民卫生出版社，1965.

［10］清·张隐庵.黄帝内经素问集注［M］.上海：上海科学技术出版社，
1980.

［11］明·张景岳著，王新华点注.质疑录［M］.南京：江苏科学技术出版
社，1981.

［12］陶葆荪.金匮要略易解［M］.广州：广东科技出版社，1981.

［13］清·高士宗著，于天星按.黄帝素问直解［M］.北京：科学技术文献
出版社，1982.

［14］刘渡舟.伤寒论十四讲［M］.天津：天津科学技术出版社，1982.

［15］明·朱橚，等编.普济方［M］.北京：人民卫生出版社，1982.

［16］清·吴谦，等编.医宗金鉴［M］.北京：人民卫生出版社，1982.

［17］元·李仲南.永类钤方［M］.北京：北京大学出版社，1983.

［18］张晟星，戚淦编著.经穴释义汇解［M］.上海：上海翻译出版公司，
1984.

［19］刘渡舟．金匮要略诠解［M］．天津：天津科学技术出版社，1984．

［20］晋·王叔和著，福州人民医院校释．脉经校释［M］．北京：人民卫生出版社，1984．

［21］元·朱震亨著，张奇文校注．丹溪治法心要［M］．济南：山东科学技术出版社，1985．

［22］金·刘完素著，孙桐校注．素问玄机原病式［M］．南京：江苏科学技术出版社，1985．

［23］清·陈修园．金匮要略浅注［M］．北京：中国书店，1985．

［24］清·萧埙著，陈丹华点注．女科经纶［M］．南京：江苏科学技术出版社，1986．

［25］明·万全著，罗田县万密斋医院校注．万氏家藏育婴秘诀［M］．武汉：湖北科学技术出版社，1986．

［26］清·王三尊．医权初编［M］．上海：上海科学技术出版社，1986．

［27］袁世华．金匮要略训解［M］．北京：中国古籍出版社，1988．

［28］清·陈士铎．辩证录［M］．北京：人民卫生出版社，1989．

［29］清·沈目南．沈注金匮要略［M］．上海：上海科学技术出版社，1990．

［30］明·秦昌遇编著，俞景茂点校．幼科折衷［M］．北京：中医古籍出版社，1990．

［31］清·徐忠可著，邓明布，等点校．金匮要略论注［M］．北京：人民卫生出版社，1993．

［32］明·张介宾．景岳全书［M］．北京：中国中医药出版社，1994．

［33］明·马莳撰，田代华主校，刘更生，郭瑞华点校．黄帝内经灵枢注证发微［M］．北京：人民卫生出版社，1994．

［34］清·何梦瑶撰，邓铁涛，刘纪莎点校.医碥［M］.北京：人民卫生出版社，1994.

［35］清·张璐著，李静芳，建一校注.张氏医通［M］.北京：中国中医药出版社，1995.

［36］清·沈明宗.金匮要略编注［M］.上海：上海古籍出版社，1996.

［37］战国·秦越人撰.难经［M］.北京：科学技术文献出版社，1996.

［38］清·魏荔彤撰；松江何等评定，杜雨茂等点校.金匮要略方论本义［M］.北京：人民卫生出版社，1997.

［39］清·唐容川著，金香兰校注.血证论［M］.北京：中国中医药出版社，1996.

［40］隋·巢元方撰，鲁兆麟主校，黄作阵点校.诸病源候论［M］.沈阳：辽宁科学技术出版社，1997.

［41］清·吴谦等编，鲁兆麟主校.医宗金鉴［M］.沈阳：辽宁科学技术出版社，1997.

［42］明·张介宾著，郭洪耀，吴少桢校注.类经［M］.北京：中国中医药出版社，1997.

［43］清·沈金鳌著，高萍，田思胜校.沈氏尊生书［M］.北京：中国中医药出版社，1997.

［44］广东省医药卫生研究所中医研究室.广州近代老中医医案医话选编［M］.广州：广东科学技术出版社，1979.

［45］唐·孙思邈著，刘清国等校注.千金方［M］.北京：中国中医药出版社，1998.

［46］清·王孟英著，盛增秀主编.王孟英医学全书·医砭［M］.北京：中国中医药出版社，1999.

［47］清·程云来，故宫博物院编.金匮要略直解［M］.北京：人民卫生出版社，2000.

［48］清·顾炎武.中国私家藏书·皇家珍藏治世修身宝典·日知录［M］.长春：北方妇女儿童出版社，2001.

［49］清·喻嘉言著，蒋力生等校注.喻嘉言医学三书·尚论篇［M］.北京：中国古籍出版社，2004

［50］金·成无己.注解伤寒论［M］.北京：人民卫生出版社，2004.

［51］汉·张仲景著，何任，何若苹整理.金匮要略［M］.北京：人民卫生出版社，2005.

［52］唐·甄权.药性论［M］.合肥：安徽科学技术出版社，2006.

［53］民国·曹家达，汤晓龙点校.金匮发微［M］.福州：福建科学技术出版社，2007.

［54］清·顾观光辑，杨鹏举校注.神农本草经［M］.北京：学苑出版社，2007.

［55］日·丹波元坚著，张文平，王静主编.杂病广要精要·脏腑类·喑［M］.贵阳：贵州科技出版社，2008.

［56］鲁瑛等点校.中医四部经典·黄帝内经·素问·刺法论篇第七十二［M］.太原：山西科学技术出版社，2008.

［57］清·林珮琴著，孙玉信，朱平生主校.类证治裁·胸痹论治［M］.上海：第二军医大学出版社，2008.

［58］陈伯坛.陈伯坛医书合集［M］.天津：天津科学技术出版社，2009.

［59］汉·张仲景著，钱超尘，郝万山整理.伤寒论［M］.北京：人民卫生出版社，2009.

［60］明·方有执.伤寒论条辨［M］.太原：山西科学技术出版社，2009.

［61］清·尤怡著，张石松，等点校.金匮要略心典［M］.太原：山西科学技术出版社，2009.

［62］清·黄元御著.胡汉元，李治亭，李秉国，等校注.黄元御医学全书［M］.太原：山西科学技术出版社，2010.

［63］清·唐宗海著，翁良点校.金匮要略浅注补正［M］.天津：天津科学技术出版社，2010.

［64］清·唐容川.唐容川中西汇通医学文集·医经精义［M］.北京：学苑出版社，2012.

［65］毛云海.程祖培医案［J］.广东医学（祖国医学版），1964，（6）：40.

［66］毛云海.程祖培先生临床经验简介［J］.广东医学，1964，（5）：21-24.

［67］毛云海.程祖培医案（续）［J］.广东医学（祖国医学版），1965，（1）：39.

［68］肖衍初.陈伯坛与《读过伤寒论》［J］.新中医，1983，（12）39-41.

［69］许国敏.陈伯坛《读过金匮》学术成就探讨［J］.中华医史杂志，1997，27（4）：244-246.

［70］许国敏.陈伯坛《读过金匮》之研究［J］.新中医，1998，30（1）：59-60.

［71］黄仰模，郭世光，陈光星，等.从《读过金匮卷十九》看陈伯坛的学术思想［J］.广州中医药大学学报，1999，16（4）：327-328.

［72］储全根，李赛美.喻昌《尚论篇》治伤寒思想浅探［J］.安徽中医学院学报，2003，22（3）：8-9.

［73］黄奕蕾，彭文杰，刘小斌，等.广东近代名医陈伯坛生平及著作考［J］.中医药学刊，2006，24（7）：1211-1212.

［74］李永宸，何丽春，赖文．陈伯坛《读过伤寒论·读法》抉微——"伤寒论"不能读作"寒伤论"［J］.广州中医药大学学报，2006，23（1）：72-74.

［75］张存悌."不杀人不足为名医"——名医擅用峻药案略［J］.辽宁中医学院学报，2006，8（3）：28-29.

［76］刘茜.从血证的病机和治法浅析寒凉药的地位［J］.河南中医.2006，26（6）：32-33.

［77］何丽春.陈伯坛注解《伤寒论》之方法特点初探［J］.广州中医药大学学报，2008，25（2）：165-168.

［78］何丽春.略论陈伯坛《读过伤寒论》的研究价值与现状［J］.新中医，2008，40（2）：113-114.

［79］何丽春.《读过伤寒论》版本源流梳理［J］.中医药文化，2008，2（2）：54-56.

［80］李赛美，郑身宏，金小.试论伤寒学术流派的形成及发展［J］.北京中医药大学学报，2010，33（5）：309-312.

［81］肖永芝，李君，张丽君，等.岭南名医陈伯坛调研新收获［J］.中国医药导报，2010，7（36）：4-6.

［82］马伟辰.陈伯坛《读过伤寒论》中关于小柴胡汤的阐述［J］.中医杂志，2010，51（增刊1）：83-85.

［83］马伟辰.陈伯坛关于三阴三阳的解释［J］.光明中医，2011，26（2）：205-206.

［84］胡正刚.陈伯坛师徒真武汤释义及临床运用举例［J］.中医文献杂志，2011（3）：29-30.

［85］李君.近代岭南名医陈伯坛传略［J］中医文献杂志，2011，（3）：43-

45.

[86] 饶媛.《麻痘蠡言》论治麻疹学术思想初探 [J]. 广州中医药大学学报，2012，29（1）：98-99.

[87] 李君. 陈伯坛年谱长编 [J]. 中医文献杂志，2012（5）：47-49.

[88] 余洁英，刘小斌，刘成丽，等.1949 年前岭南伤寒发展脉络探讨 [J]. 中医文献杂志，2012（4）：27-29.

汉晋唐医家（6名）

张仲景　王叔和　皇甫谧　杨上善　孙思邈　王　冰

宋金元医家（18名）

钱　乙　成无己　许叔微　刘　昉　刘完素　张元素
陈无择　张子和　李东垣　陈自明　严用和　王好古
杨士瀛　罗天益　王　珪　危亦林　朱丹溪　滑　寿

明代医家（25名）

楼　英　戴思恭　王　履　刘　纯　虞　抟　王　纶
汪　机　马　莳　薛　己　万密斋　周慎斋　李时珍
徐春甫　李　梴　龚廷贤　杨继洲　孙一奎　缪希雍
王肯堂　武之望　吴　崑　陈实功　张景岳　吴有性
李中梓

清代医家（46名）

喻　昌　傅　山　汪　昂　张志聪　张　璐　陈士铎
冯兆张　薛　雪　程国彭　李用粹　叶天士　王维德
王清任　柯　琴　尤在泾　徐灵胎　何梦瑶　吴　澄
黄庭镜　黄元御　顾世澄　高士宗　沈金鳌　赵学敏
黄宫绣　郑梅涧　俞根初　陈修园　高秉钧　吴鞠通
林珮琴　章虚谷　邹　澍　王旭高　费伯雄　吴师机
王孟英　石寿棠　陆懋修　马培之　郑钦安　雷　丰
柳宝诒　张聿青　唐容川　周学海

民国医家（7名）

张锡纯　何廉臣　陈伯坛　丁甘仁　曹颖甫　张山雷
恽铁樵